成瀬暢也

埼玉県立精神医療センター副病院長

厄介で関わりたくない
精神科患者と
どうかかわるか

中外医学社

序 文

　筆者は日々，精神科臨床に携わる一精神科医である．長年に
わたって依存症患者を中心に診療に関わってきた．当時の患者
は，さまざまな問題行動やトラブルを引き起こした．暴力的な
ことが多く，治療者に攻撃を向けてきた．患者同士のトラブル
も日常的に起きていた．治療者は患者に陰性感情・忌避感情を
募らせ，患者を管理しようと厳しい対応をとった．対立はさら
に深まった．患者にも治療者にも安らぎと笑顔はなかった．治
療者はまじめで熱心であり，使命感を持って勤務していた．し
かし多くはうまくいかなかった．何人もの治療者は傷つき燃え
尽きて現場を離れて行った．患者も入院せざるを得ない状態を
繰り返し回復は滞った．

　患者は治療を必要とし，治療者は治療を提供する．ただそれ
だけなのに，どうして対立が生まれ，互いに傷つけ合うのであ
ろうか．当時，治療者は患者を正そうとしていた．アルコール
や薬物をやめさせようと強要し，できなければ叱責していた．
そして絶対的に欠けていたのはお互いの信頼関係であった．信
頼関係のないところに回復は生まれない．依存症に限らず，精
神科患者の多くは人間不信を抱えている．だから人から癒され
ず苦しい．苦しいから症状や問題行動が繰り返される．それを
無理やり抑えようとしてもうまくいかない．

　厄介で関わりたくない患者に共通してみられるのは，人間不
信が強く傷ついていることである．患者に必要なのは，信頼関
係に裏付けられた人からの癒しである．人が人を癒すというこ
とは，精神科医療の原点である．しかし，これが容易ではない．
ではどうすればいいのか．

本書は，このテーマに悩んだ筆者が臨床現場で経験してきたことを記したものである．この方法を皆さんに押し付けるつもりはない．ただ，筆者は以前とは異なり，日々の診療が楽しくて仕方がない．厄介で関わりたくなかった患者たちに，今では筆者が癒されている．信頼関係を築けることの素晴らしさを実感している．人は人との関わりによって変わる．人を癒すのは人である．筆者の拙い経験が苦しくて悩んでいる方々の一助になれば幸いである．

　　2021 年 2 月

　　　　　　　　　　　　　　　　　　　成 瀬 暢 也

目 次

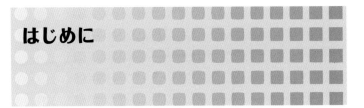

はじめに

「厄介で関わりたくない患者」とはどのような人たちであろうか. それは, さまざまな理由で, 治療者を困らせ, 悩ませ, 敬遠させ, 治療の場から遠ざけたいと思わせるような患者である. どんな患者が厄介で関わりたくない患者であり, 彼ら彼女らにはどんな特徴があるのか, について考えることから始めたい. 読者のみなさんもこの本を手にしているからには, 治療に何らかの困難を感じておられるのかもしれない. その場合は, その患者を念頭に置いて考えてもらうと実感が持てるのではないかと思う.

治療者も人であり, どんな患者もウエルカムというわけにはいかないだろう. 「関わりたくない」という思いは当然誰にでも起こりうることである. 特に精神科の患者は治療を拒む人が少なくない. 病識が乏しい場合もある. 妄想や幻覚に支配されている場合もある. それどころか, 攻撃を治療者に向けてくる場合もある. 治療者が安全を脅かされる場面が日常的に起こりうる. さらには病気とは思えずに常識で判断して説教したり叱責したりしたくなる場合もある.

一方で, 治療者が治療を拒否することもしばしば起こる. 「うちでは診られません. よそに行ってください」「もう二度とこないでください」「あなたは出禁です」などの言葉を突きつけられた患者も珍しくない. 人が人として関わるのであるから, このような問題は起こるのが当たり前と言えば当たり前であるが, このような状況に陥ると, お互いに陰性感情・忌避感情が

強まり，治療は立ち行かなくなる．それは，必ずしも重症な患者に限ったことではなく，むしろ精神病以外の患者に多いかもしれない．その問題が「病気から」「症状から」起きていると認識できれば，治療者はまだ納得がいくであろう．しかし，そのように捉えられないと，陰性感情・忌避感情が刺激され，患者を敬遠するか患者と対立するようになる．

このことは結局，治療の失敗につながり，患者は治療者に見放されたと治療者を責め，恨みを募らせるかもしれない．患者はこれまで以上に孤独を深めるかもしれない．あるいは自分を責めるかもしれない．見捨てられ感をさらに強めるかもしれない．苛々して周囲にあたるかもしれない．二度と治療や支援を求めないかもしれない．いずれにせよ，誰にとってもプラスにはならない．それどころかお互いに傷つく．特に患者の傷は大きい．

このような現象は精神科医療においてしばしば起こっていることである．その場合，当然であるが治療は滞り，状況は悪化し，患者は傷を深めていく．どこの医療機関に行っても同様のことが起きる．そんな患者を，治療者・医療機関は「問題患者」として警戒し排除しようとする．そして患者は適切な治療を受けられず，さらに医療不信・人間不信を強め悪化していく．治療者は，「自己責任」「自業自得」と患者を責める．あるいは，「本人が痛い目に遭わないとわからない」「何でも治療すればいいわけではない」と理由付けする．

こうした状況について，筆者は治療者を責めるつもりはない．また，当然であるが患者を責めるつもりもない．筆者は長年にわたって，公的病院において，物質使用障害患者の診療を中心に，精神科救急，司法精神医学領域などで患者の診療を経験してきた．薬物依存症患者，アルコール依存症患者，パーソナリティ障害患者，中毒性精神病患者など，いわゆる「厄介な患者」

2

を中心に診てきたことになる．物質関連障害やパーソナリティ障害は薬物療法で対応できるものではなく，治療に抵抗があったり治療者の思うようにならなかったりすることもしばしばである．また，患者も治療者も「病気」という認識を持ちにくく，治療者は，従順で問題を起こさない患者は「いい患者」として対応するが，反発したりトラブルを起こしたりする患者は「悪い患者」「問題患者」として敬遠される．

　ところが，トラブルや問題行動の原因の多くは患者の「症状」である．治療者から見放されたのでは病気は悪化する．患者は孤立する．治療者も，敬遠したり排除したりしたくてもできない場合もある．「精神科治療の最後の砦」と謳っている公的病院は特にそうであろう．ただ，治療者が患者に対して，「厄介で関わりたくない」との思いで治療に当たっていると，お互いに不幸なことになる．そのことを避けるために治療者は何ができるのであろうか．

　そのような患者であっても，治療者が認識と対応を変えると思わぬ展開が生まれることがある．治療関係が変わると患者が別人のように変化することを筆者は多く経験してきた．

　筆者自身，かつて患者の顔を見ることも名前を聴くことも嫌になった時期があった．夜間休日も患者のことで悩まされ，出勤することに気が重くなることもたびたび経験した．患者と関わることがつらくて仕方がなかった．

　しかし，いま筆者は診療が楽しくてしょうがない．毎日外来診療を続けているが，その時が筆者自身最も安らげる時間であり，患者に癒される時間となっている．どうして筆者自身がかわったのか．筆者の拙い経験から学んだことを精神科臨床で困っている多くの方にお伝えしたいとの思いで本書を書くことにした．

　「厄介で関わりたくない患者」の診療に悩まれている治療者・支援者の方々に，「誰も傷つかない誰も傷つけない」精神科医療が可能であることをお伝えできればと思う．そして，患者と真摯に向き合っているが，苦しくて燃え尽きそうになっている治療者・支援者の方々へのエールになれば幸いである．同時に，治療が滞り，つらい思いを抱えて苦しむ本人・家族・周囲の方々にとって，よりよい医療・支援を受けられることに少しでも貢献できればこの上ない喜びである．

　厄介で関わりたくない患者の対応は，精神科医療の縮図である．良くも悪くも現在の精神科医療の実態と問題点が凝縮されているように思える．多くの治療者がこの問題に向き合って取り組めるならば，精神科医療は新しい展開を迎えるであろう．それがどんなものであるのかをみなさんと一緒に考えていきたい．

JCOPY 498-22930

1. 厄介で関わりたくない患者とは

　まず，厄介で関わりたくない患者とはどのような患者であろうか．それはさまざまであるが，そこには共通点がある．ひとことで言うと，治療者を困らせる，ストレスを感じさせる患者である．治療者の陰性感情・忌避感情を刺激する患者である．攻撃対象として不安や恐怖を与えられることもあれば，強要してくることもある．あるいは，次々とトラブルを起こして周囲から治療者が非難される場合もある．

　ここでは，厄介で関わりたくない患者について一歩踏み込んで考えてみたい．精神科の治療・支援に携わった人なら誰もが実感できるのではないだろうか．

1 厄介で関わりたくない患者は誰もが敬遠する

　厄介で関わりたくない患者は，何か特別にその治療者と相性が合わないということもあるが，多くはどの治療者にも，どの医療機関にも敬遠される．誰もが敬遠するということは，どこにいっても適切な治療につながりにくいということでもある．そんな中で，患者は逆に医療機関に対して不信を募らせ，陰性感情を持つであろう．

　行く先々で敬遠された患者は，医療に期待しなくなっていく．「どうせ自分なんか相手にされない」と低い自己評価をさらに低下させるか，医療機関から敬遠されることで敵意や恨みを強める．どちらにしても医療機関や治療者と信頼関係を持てておらず，どこの医療機関を受診してもその不信感は変わらない．

新たに受診する医療機関に対しても，患者ははじめから不信感をもって警戒している．先に受診した医療機関や治療者とのトラブルから，八つ当たり的に医療機関や治療者全般に対して不信感と敵対心を強めることもある．そんな患者に対して治療者が敬遠することは自然なことであろう．このような悪循環が精神科医療の現場でしばしば起こっている．

厄介で関わりたくない患者は，最初から治療者に対して不信感を持ち敵対的である患者でもある．これまでどこの医療機関においても信頼関係を築くことができなかったという背景がある．しかし，患者は苦しいから受診する．患者も葛藤を抱えている．治療者はこの背景を知っておくことが大切である．

2 ｜ 厄介で関わりたくない患者は病状が改善しない

厄介で関わりたくない患者は，治療者と信頼関係を築くことができていない．精神科治療は治療者と患者との間に信頼関係を築けていなければ，治療は滞る．信頼できない治療者からの指示や提案は聞きたくないはずである．むしろ言われたことはやりたくないであろう．当然，治療は進まない．どこの医療機関に行っても，どの治療者に治療を受けても同じであるとしたら，厄介で関わりたくない患者の治療は滞り，どこへ行ってもよくなることはない．治療が滞ることで，患者はなおさら治療者や医療機関に不信感や陰性感情を募らせるであろう．

これまでの治療がうまくいっていれば，患者は厄介な患者ではなくなっているはずである．厄介で関わりたくない患者は，治療がうまくいっていない患者である．だからいつまでも病状は改善しない．

JCOPY 498-22930

3 厄介で関わりたくない患者は治療が続かない

　厄介で関わりたくない患者は，どの医療機関に行っても敬遠される．治療動機がよっぽど強くなければ，受け入れられていないと感じた患者は治療の場から離れるであろう．治療者もこのような患者には受診してほしくはない．治療が中断するように仕向けるか，他の医療機関に追いやってしまうことになる．

　患者は歓迎されていないことをすぐに感じ取り，自ら遠ざかる．厄介で関わりたくないと治療者が思っていると，間違いなくその思いは患者に伝わっている．精神疾患の多くは慢性の疾患である．治療が続かなければよくなることはない．結局，治療が途切れたり，医療機関を転々としたりする．「たらい回し」になりやすい．

　精神科患者にとって治療が続かないことは致命的である．精神科医療において，治療者は患者に治療を継続してもらえるように最大限配慮することが大切であるが，招かれざる客である患者たちにはこの配慮がなされないばかりか，治療継続させない方向に向かう．治療者と患者の気持ちが通じていなければ，治療が続くはずがない．

4 厄介で関わりたくない患者は人を傷つけ，傷つけられる

　厄介で関わりたくない患者は，人に対して不信感が強く，恨みや敵意を持っている．この世で自分のことを大切に思ってくれる人はいないと勘違いしていることも多い．患者が治療者に恨みや敵意を持っていると，患者は治療者も自分に対して恨みや敵意を持っていると思うようになる．患者と治療者の人間関係がお互いを傷つける．患者の言葉や態度に治療者は傷つき，治療者の言葉や態度に患者は傷つく．治療者は味方ではない．自分を傷つける敵となる．勢い，治療関係は対立的・対決的と

なってしまう.

人を傷つけ，傷つけられるのは，患者と治療者の関係だけではない．あらゆる人々と安心できる関係を持てない患者は，みんなが敵であると思い込み人を攻撃する．日々の生活は戦場となる．安らげる居場所はない．人は患者を癒す存在ではなく，隙があれば自分を攻撃して傷つける存在である．そして，治療者も最初からそのように捉えられていることが多い.

5 厄介で関わりたくない患者は誰とも信頼関係を持てない

厄介で関わりたくない患者の問題の根本は，人と信頼関係を持てないことにある．誰とも信頼関係を持てなければ，患者は人から癒されることはできない．治療者と信頼関係を築けなければ，治療は滞ることは先に述べた.

患者は幼少時から身近な家族などから安心感・安全感を得られなかった可能性が高い．とくに親との間において，虐待などにより信頼関係を持てなかった場合，人とどのように信頼関係を持てばいいかを経験できず，よい関係を持つことは難しい．また，いじめや性被害など，信頼していた相手から裏切られたり傷つけられたりした経験を持ち，人間不信となった患者も少なくない.

誰とも信頼関係を築けなければ人は人間不信になる．人間不信が強ければ，自分を取り巻く多くの人間は敵である．安心できない．心許せない．打ち解けられない．何をされるかわからない．相手から何かコンタクトを持たれても警戒心が先にくる．攻撃的になることもある．親切にされても素直に受け取れない．邪推も起こる．他者配慮以前の問題である．つまり，トラブルがいつでも起きる可能性が高い.

人と信頼関係が持てないからこそ，人とトラブルになるのである．そして問題行動を起こすのである．治療者が厄介で関わ

りたくない患者の基本は信頼関係を持てないことにあると言っても過言ではない.

6 │ 厄介で関わりたくない患者は偏見・スティグマを持たれる

　厄介で関わりたくない患者は，信頼関係を築けていないことから，治療者に対して偏見やスティグマを持ちやすい．反対に，治療者も患者に対して偏見やスティグマを持ちやすい．それは，関わりたくないという思いから，患者に対してきちんと向き合わず，表面だけを見て判断してしまうからである．患者の内面や背景を見ようとせず，決めつけて排除するという対応が起きやすい.

　問題患者，トラブルメーカー，演技的，依存的，攻撃的，非協力的などとされて医療・支援から排除される．日常的な生活では「関わりたくない」で済むことかもしれないが，治療の場において，これらの関わりたくない原因は「症状」である可能性が高いことを忘れてはならない.

　常識的で友好的な患者に対応することは容易である．一方で，常識的・友好的でない患者は診ないとする医療機関もある．筆者はこのことを批判するつもりはない．ただし，このような治療者が関わりたくない患者が，世の中にはたくさんあることを忘れてはならない．「自業自得」「自己責任」とされがちであるが，このような患者も患者である．そして適切な対応・治療を提供すれば，このような患者ほど「劇的に」と言っていいほどに変わることを筆者は多く経験してきた.

　患者の内面を診ようとせず，異質と決めつけて治療の場から一方的に排除することは最小限に留めたい．そしてこのような対応は，さらに患者の人間不信を強め，援助希求性を低下させてしまう．「持って生まれた性格だから一生変わらない」という見方は，精神科医療に携わる人には口にしてほしくない.

　厄介で関わりたくない患者は，自分自身に対してもスティグマを持つ．このスティグマが，さらに患者を傷つけ希望を持てなくしていくという悪循環に陥れる．偏見やスティグマが治療の最大の敵かもしれない．

7 ｜ 厄介で関わりたくない患者は熱心な治療者を燃え尽きさせる

　厄介で関わりたくない患者は，熱心な治療者を燃え尽きさせる．熱心な治療者の多くは，正義感をもって患者を正しい方向に変えなければと努めることが多い．関わろうとしない患者を診ない治療者は患者にとって害になるが，熱心に無理をして関わろうとする治療者も害になりかねない．多くの失敗は治療関係，信頼関係ができていないのに，治療者が患者を「正そう」とすることである．人間不信の強い患者は，熱心な治療者に抵抗するであろう．人を信用できない患者は，他者から現状を変えようとされると絶対的に抵抗する．そうすると治療者と患者のパワーゲームが起こる．あるいは受け入れたような振りをして裏で舌を出している．

　こうして，治療者は変わらない患者に陰性感情や怒りを持つようになる．そして結局，忌避感情を強め排除することになる．関わろうとしない治療者も熱心すぎる治療者も，患者の治療の点ではいずれも望ましい結果にはならない．熱心な治療者は疲弊して燃え尽きる分だけダメージが大きくなるであろう．熱心であることは責められることではないが，信頼関係を築くことを後回しにして患者を正そうとすることが問題なのである．患者は，正しい方向に向かおうとしても向かえないことが問題なのである．治療者が正論で患者を批判すればするほど，「何もわかっていない」「話しても無駄」と患者の心は離れていくであろう．熱心な治療者は，空回りをして燃え尽きてしまうことになる．

JCOPY 498-22930

患者は治療の過程で傷つけられ，治療者も傷つく．「誰も傷つけない誰も傷つかない」精神科治療は不可能な注文ではない．そのために必要なことを後に具体的に述べたい．

8 厄介で関わりたくない患者は治療過程で悪化することが多い

　厄介で関わりたくない患者は，治療過程で悪化していくことも珍しくない．なぜなら，治療過程において治療を巡って葛藤や対立が起こり，患者が医療不信・人間不信を強めたり，攻撃的になったり，問題行動を頻発したり，患者が傷つき自信をなくしたり，自己評価を低下させたり，自暴自棄になったり，孤立を深めたりするからである．病状が改善しないばかりか，問題行動がエスカレートすることで，家族や周囲から見捨てられたり厄介者扱いされたりすることもあるだろう．期待が大きいほど家族・周囲の失望も大きい．

　治療につながってもよい結果が得られず，より状況が悪くなる事例を筆者は多くみてきた．だからこそ，せっかく治療につながったからには治療が滞らないように，治療から脱落しないように治療者が配慮することが求められる．ここでも，「自業自得」「自己責任」と切り捨てない対応を大切にしたい．

　治療経過で病状が悪化することの責任の一端は治療者にある．筆者は，患者の問題行動や抵抗を「症状」と捉えられるか否かが重要である．解決に向かうべき症状として取り組んでいくか，患者本人の問題として切って捨てるかが大きな分岐点である．

　関わりの中で治療が泥沼になっていくことも筆者は多く経験してきた．患者も治療者も疲弊して治療は頓挫する．お互いに陰性感情を持つことも珍しくなかった．しかし，治療者が対応のスタンスを変えることで状況は一変することに気づいた．患者の問題としていたことの多くは，実は治療者の問題であるということに気づいた．治療者が変われば患者も変わる可能性が

あることに気づいた．治療過程の中で治療の在り方によって病状を悪化させることは何としても避けたい．

9 | 厄介で関わりたくない患者は孤独である

厄介で関わりたくない患者は，総じて孤独である．先に述べた通り，誰とも信頼関係を持てないからである．患者の少数の家族や取り巻きが同調する場合もあるが，多くは周囲の人々からも疎まれている．厄介で関わりたくない患者は，周囲の味方に対しても不信感を持ってしまう．誰をも信じられないことが問題なのである．誰かと一緒にいても信用はできていない．患者が信用できないのは治療者だけではないことがほとんどである．

人を信じられないと人に癒されることができない．このような患者は孤独である．この人間不信と孤独感が病気の原因であることも多い．孤独では癒されない．孤独では寛げない．孤独では安心できない．人間不信のあるところで人は孤独である．そして，孤独がさまざまな症状や問題行動を引き起こす．孤独によって人は病んでいく．暴力や自殺は孤独な患者の最大の問題行動である．

この孤独を改善するには，結局，信頼関係を築いていくことでしか解決しない．信頼関係を持てないから孤独であり，孤独から抜け出すには人と信頼関係を築いていくことをおいて他にはないのである．信頼関係を築くことの重要性は強調してもしすぎることはない．

10 | 厄介で関わりたくない患者は生きていることが苦しい

厄介で関わりたくない患者は生きていることが苦しい．これまで挙げてきた特徴をみれば当然のことである．筆者は，臨床経験から依存症患者の人間関係の特徴として，「自己評価が低

く自信を持てない」「人を信用できない」「本音を言えない」「孤独で寂しい」「見捨てられる不安が強い」「自分を大切にできない」の6つを念頭において治療に当たっている．しかし，これは何も依存症患者だけの問題ではないことに気づかれるはずである．うつ病患者，不安障害患者をはじめとして，精神疾患患者の多くにこの6項目が当てはまると考えている．そして，病状が悪化すると，この6項目の問題はさらに悪化していく．これは本書に通底する問題意識なので改めて 表1 に示す．

　依存症患者を例にすると，患者はほぼ例外なく6項目の問題を抱えている．そして依存症が進行すればするほどこれらは悪化していく．患者は，快感や快楽を求めてアルコールや薬物をやめないのではなく，生きづらさを抱えて苦しいからやめられないのである．患者は苦しさに対処するためにアルコールや薬物を使ってきたが，それはその場しのぎの方法でしかない．酔いが覚めればさらにつらくなるという悪循環となる．アルコールや薬物の効果は耐性によって低下する．そのため量や回数を増やさなければならない．こうして効果は得られなくなり，問題ばかりが表面化するようになる．それでも，患者は他の対処法を持ち合わせていないため，手放すことができない．つまり，「やめない」のではなく，「やめられない」のである．

　同じことが自傷行為や過食嘔吐，引きこもりや暴力行為，ギャンブルやセックス，万引き，買い物などについても言える．

表1　人間関係の6項目の問題

1. 自己評価が低く自信を持てない
2. 人を信用できない
3. 本音を言えない
4. 孤独で寂しい
5. 見捨てられる不安が強い
6. 自分を大切にできない

これらの行動嗜癖は依存症と同じ構造を持つ．これらを総称してアディクションと呼ばれる．アディクションから抜けられない患者は孤独である．人から癒されることができていない．アディクション問題を抱える患者はいずれも，「人に癒されず生きづらさを抱えた人の孤独な自己治療」という共通点がみられるのである．苦しいからこそ過剰なのめりこみを引き起こし，コントロールができなくなっていく．そして，患者はさらに追い詰められていく．

　人は人に癒されないと生きていくことが苦しい．患者は信頼関係を誰とも持てないのであれば，孤独で苦しく生きていくことにさまざまな困難を伴う．この苦しさを治療しようとして薬物療法だけで対処しようとすると，容易に処方薬乱用・依存を形成してしまうことになる．やはり，人に癒されるようにならないと根本的な問題の解決にはならない．

11 厄介で関わりたくない患者は自殺のリスクが高い

　厄介で関わりたくない患者は，先に述べた 6 つの項目に集約されるような孤独と苦しさを抱えている．人は人に癒されないで生きていくことは難しい．苦しい時に自己治療としてアディクション関連の対処をしたとして，根本的な解決にはならず，苦痛を軽減できるのも最初のうちだけである．酔って紛らわすことを覚えると，素面がより苦痛となる．すると，いつも酔い続けていないといられなくなる．そして，アディクションはさらに人を孤独に向かわせる．人との距離はどんどん離れていき，孤独は深まり，生きる力を奪われていく．

　人は誰とも心が通じず癒されず苦しくなると，「死」を考えるようになる．依存症患者，アディクション患者がこのことを実証している．アルコール依存症，薬物依存症，ギャンブル障害患者の自殺に向かうリスクは高い．他の精神疾患を併発して

表2　外来依存症患者と自殺との関連	
通院中のアルコール依存症患者	
＊「うつ」の既往：	78.0%
＊過去の希死念慮：	73.2%
＊自殺企図歴：	55.0%
通院中の薬物依存症患者	
＊「うつ」の既往：	79.0%
＊過去の希死念慮：	90.3%
＊自殺企図歴：	59.7%

いることも多い．先の6項目に示した人間関係の問題が根本にあり，この問題を悪化させていく過程において起こってくる．

　筆者が外来でアルコール依存症，薬物依存症患者に対して実施した調査結果を 表2 に示す．とんでもなく死に近い人たちであることに驚かされる．

　患者は人間関係において人から傷つけられやすく，自分で自分を傷つけることもしばしばである．誰ともつながっていない患者は驚くほど脆い．このことを知っておく必要がある．治療者から嫌われる患者，避けられる患者，相手にされない患者，陰性感情を持たれる患者は死に向かいやすい．たとえ突っ張って元気を装っていても簡単に折れてしまう．人の支えがないからである．人から嫌われる患者にこそ，優先して支援を必要とすることを肝に銘じておきたい．

12 | 厄介で関わりたくない患者は他者への助けを求められない

　厄介で関わりたくない患者は，それでも人を求めている．このことは依存症臨床の場面で切実に感じてきた．アルコールや薬物を使って問題が解決している間は人の助けは必要としないかもしれない．しかし，それがいつまでも続かず，依存症になってしまうとさまざまな問題が表面化してくる．患者は次第に苦

しくてどうしようもなくなる．助けてほしいと思う．患者は助けを求めないのではない．助けを求められないのである．助けの求め方を知らないのである．どのように誰に助けを求めればいいかがわからないのである．ときには，「助けなど必要ない」と嘯くが内心はどうしていいか不安で仕方がないのである．

　なぜ助けを求めることができないのか．それは幼少時からこれまでの生い立ちにおいて，助けを求められる環境になかったことが原因である．助けを求められる相手がいなかった．助けを求めても受け入れられなかった．助けを求めたら裏切られた．傷つけられた．このような経験を重ねると，「人に助けを求めてはいけない」と自分に言い聞かせて一人で頑張るしかない．多くの依存症患者は「頑張り屋」であることが多い．そして不安が強く自信がない．だから「完璧主義者」にならざるを得ないのである．

　このように，治療者は患者が助けを求めるスキルが乏しいことを理解しておく必要がある．自分の本心を語ることもない．だからこそ，助けを求めてきたり本心を話してきたりした際は，治療者は丁寧に受け止めることが大切である．適切に対応しないと二度と助けを求めたり本心を話してくれたりしなくなるからである．治療者の前に現れる患者は間違いなく助けを求めている．そのことを見落とさないようにしたい．そして，助けを求められるに足る治療者でありたい．

　「患者が人を求めていること」が治療の希望である．信頼関係を築くためのベースである．そして，患者がよい方向に変わるための命綱である．治療者は，患者が人を求めていることを，変わりたいと思っていることを見逃してはいけない．

JCOPY 498-22930

2. 厄介で関りたくない患者と その具体的な対応

　この章では，厄介で関わりたくないさまざまな患者の事例について，その具体的な対応について考えてみたい．共通する点も多いことに気づかれると思われるが，事例を通して大切なコツを摑んでもらえると対応しやすくなる．一つひとつの例を通して勘所を理解しておきたい．

A. 問題行動・暴力行為・自殺企図を 繰り返す患者

1 暴力的な患者

　まず最も関わりたくない患者の筆頭は暴力的な患者であろう．危険な暴力が治療者に向く場合は，患者の病状にもよるが，警察対応が基本である．それによって刑事責任が問われる場合もあれば，措置入院，場合によっては医療観察法入院処遇となる場合もないわけではない．

　暴力を起こさないようにすることが，治療の重要な目的になることも少なくない．家族に向かう暴力，全く何の関係のない人に向く暴力，妄想対象に向く暴力，治療者に向く暴力，物や動物に向く暴力などさまざまである．妄想対象に向く暴力は精神科医療の重要なテーマである．特に司法精神医学では，患者の暴力に対して詳細な評価と対応について研究と実践がなされている．しかし，多くは精神病レベルの病態に関するものが中

心である．精神病レベルにない患者の暴力については，専ら司法の手に委ねるという対応を取られるが，それだけで解決するわけではない．暴力行為を起こすことに悩み苦しんでいる患者も多い．やめたいけれどやってしまうのである．このような患者に対しても，精神科治療で取り上げるべき重要なテーマであるという意識が求められる．

　暴力的患者を一括りにすることは容易ではないが，共通点があることも事実である．その共通する特徴を理解して，暴力行為が起こらないように対処することはあらゆる場面で求められる．それでは，暴力的患者とはどのような患者なのであろう．

　暴力に及びやすい要素を持つ患者が追い詰められると暴力行為に及ぶ．とすると，暴力に及びやすい要素を評価し，追い詰めない状況をつくることが大切になる．いたずらに刺激したり負荷をかけたり攻め立てたりすると暴力を誘発することになる．暴力に及びやすい要素を挙げると次のようになる．

- 易刺激性・易怒性・衝動性が高い
- 混乱していて追い詰められている
- 暴力でしか対処できない
- ストレス対処能力が低い
- 病的体験に支配されている
- 理性を減弱させる状況にある
- 自己評価が低く劣等感が強い
- 孤独である
- 自暴自棄になりやすい
- 疑り深く人間不信が強い
- 安心感を持てず気持ちに余裕がない

　こうしてみてくると，依存症患者の特徴として挙げた6項目である，「自己評価が低く自分に自信を持てない」「人を信じられない」「本音を言えない」「孤独で寂しい」「見捨てられる

JCOPY 498-22930

不安が強い」「自分を大切にできない」と重なってくる点も多い.

　それでは対応はどのようにすればいいのだろうか. 差し当たって興奮している患者に対しては次のように関わることが多い. スタッフを集めること, 安全な場所に誘導すること, 武器になるものを遠ざけることなどを速やかに行い, 最も患者と関係が取れている治療者が対応する.

　近年, 暴力的患者の対処法として, CVPPP のトレーニングを受けた看護スタッフを中心に行動制御する手法が普及している. 暴力が起きた場合, 切迫している場合は CVPPP のトレーニングを受けたスタッフが対応することが基本になってきている.

　ここでは, CVPPP を実施する前の段階で暴力行為を抑えられることを目的に一対一の場面での対応について考える. 一般的な暴力のリスクが高い患者の対応である. CVPPP が実施できない場面での対応でもある.

　対応の要点を 表3 に示す.

　要は患者の怒りについて, 治療者は責めることなく受け止め, 「どうして怒っているのかを教えてほしい」という姿勢で, 言葉で話してもらうように促し, 話してくれた場合はそのことに

表3　暴力的な患者の対応の要点

- 穏やかで感情的にならず落ち着いて対応する
- 大声を出したり叱責したりしない
- 刺激になるようなものをその場から遠ざける
- 「どうしたのか」を話してもらえるように促す
- 患者が言葉で訴えられるなら話してもらい耳を傾ける
- 患者の怒りを共感して受け止める
- 気持ちは理解したので落ち着いてほしい旨を伝える
- 落ち着けたらその後の対処について提示する

理解を示して共感し，落ち着けるように寄り添うことである．原因が何であれ基本的にはこのような対応になると思われる．

妄想や幻聴に反応していたり，躁状態で興奮していたり，アルコールや薬物の酩酊下にあったり，反応性に衝動性が高まっていたり，元来のパーソナリティ傾向であったりしても基本的には同じである．原因が何であろうと，人が人を落ち着かせる方法としては変わるものではない．その際に，治療者と患者に治療関係・信頼関係がいくらかでもできているか否かが大きく結果を左右する．その点では，良好な治療関係が構築できていることが，暴力を引き起こさないための重要な要素になることを知っておきたい．あるいは暴力が起こったとしても拡大することを防ぐことができる．もちろん暴力が発露されてもなお興奮している場合は，CVPPP，場合によっては警察への通報を躊躇してはならない．暴力被害を最小限に抑えることが最優先事項である．

患者が治療者に暴力を振るった場合について，どのように考えればいいだろうか．暴力の性質にもよるであろうが，治療者や他のスタッフがこれまでと同じように治療を維持できるか否かが一つの判断の材料になる．暴力が患者の病状によるのかどうかが論点になることは多い．幻聴や妄想に支配されて，躁状態が激しくて，意識障害があってなどは，治療者が病状とみてやむを得ないという場合は納得しやすい．

一方でパーソナリティ障害や依存症患者などは，暴力の責任があるとして警察に通報されたり，病院への出入り禁止となったりする．一律に暴力が治療者に向いたら出入り禁止とする施設も少なくないであろう．結局は総合的に判断して治療者側で納得のいく判断をすることになるであろう．

なお，暴力被害者は，たとえ患者がどんな状態であったとしても，警察に被害届を出す権利はある．「許せない，罰してほ

JCOPY 498-22930

しい」という思いが強ければ，医療機関は届けを出すことについて後押しをする姿勢が求められる．もちろん，暴力被害者や目撃者のメンタル面のサポートは重要であり不可欠である．医療機関は全面的にサポートすることは言うまでもない．

筆者は患者が十分反省して治療の継続を望む場合，治療継続できる可能性を最大限検討するが，実際に関わる治療スタッフの意向は大切である．これまで，筆者はこのような理由で数名の患者を「当院での治療終了」としたことがある．やむを得ない判断であったと思っているが，彼らが治療中断していないことを願うばかりである．

暴力はお互いにとって傷つく経験になる．深く傷つきその後の勤務や生活に支障をきたす場合もある．治療者にとって，患者の暴力が最も厄介で関わりたくない要素となる．一方で，暴力は精神科医療において避けて通れない面がある．だからこそ患者の暴力リスク評価と予防的対応・初期対応には十分に取り組むことが不可欠である．

2 問題行動を繰り返す患者

厄介で関わりたくない患者で多いのは，問題行動を繰り返す患者であろう．問題行動と言えば範囲が広すぎるかもしれないが，暴力，自殺，自傷などを除いたとしても，さまざまな問題行動やトラブルを起こす患者は敬遠される．それは当然であろう．厄介な問題を引き起こしたり持ち込んだりする患者に，治療者は時間と労力を奪われる．その問題行動を繰り返すということは，「やっていられないよ」「いい加減にしてくれ」という思いを際立たせる．通常，精神科患者の問題行動は説教や叱責で治まるものではない．「問題行動を起こしたくて起こしているわけではない」「やめられるものならやめたい」と患者は思っている．しかし繰り返してしまう．多くの問題行動は，アルコー

ルや薬物をやめたいと思いながらやめられない状況に似ている．起こしたくて起こしているのではない．背景には，問題行動という形でしか表現できない，助けを求められないという患者の苦しさがある．苦しいから問題行動が収まらないのである．

問題行動を抑えるには，患者の負荷や苦痛を軽減しなければならない．苦痛を癒さなければならない．患者は苦しいから問題行動を起こすことに留意する必要がある．とするならば，患者に苦しい胸の内を吐露してもらえるような治療関係を築いていくことが求められる．言葉にしてガス抜きができないと，ガスが充満して問題行動として爆発を繰り返すことになる．暴力と同様に，患者が正直な思いを言葉にして話すことの重要性がここにある．

問題行動も精神科医療においては「症状」であり，SOS のサインである．症状や SOS であるからには，責めても解決するどころかむしろ悪化することを知っておきたい．多くの問題行動は精神科患者にとっては症状であり SOS であると捉えたい．

3 犯罪を繰り返す患者

犯罪も問題行動である．ただし，犯罪行為は治療者の陰性感情・忌避感情をより強く刺激する．治療者の多くは，犯罪者には厳しく接しなければならない．甘やかしてはいけない．甘えを許すと反省もしないでまた犯罪を繰り返す，と考えているのではないだろうか．

しかし，「犯罪者には厳しく接しなければならない」という呪縛から解き放たれなければならない．もちろん，犯罪はよくないことである．しかし，治療者の役割は患者の治療である．犯罪者の矯正ではない．治療者は治療に専念するべきである．精神疾患が犯罪を引き起こす一因となっているのであれば，犯罪を起こさないためにできることは適切な治療であることを忘

れてはならない.

　患者のほとんどは犯罪を好んで起こしているわけではない. 心ならずも犯罪行為に手を染めているという患者が大勢であろう. 精神科患者が罪を犯すとするならば, どんな犯罪が多いのだろうか. 対人暴力・傷害, 器物損壊, 違法薬物の所持・使用, 窃盗・万引き, 放火, 性犯罪などが浮かぶ. いずれもアディクションかそれに近縁の行為である. いくら反省させても解決はしない. 犯罪を繰り返すことで患者の自己評価は下がり続け, 社会や周囲の人々から孤立し, 生きづらさが増していく. 犯罪を起こさないための治療を提供する必要がある. それは, たとえば暴力行為に対するアンガーマネジメントや薬物療法, 薬物使用に対する依存症治療などである.

　犯罪を繰り返す患者に対する望ましい対応はどのようなものか. それは, 患者を犯罪者とみるのではなく患者とみることである. 犯罪行為を「症状」として捉える. 治療者が患者を犯罪者とみると, 道徳的に許せなくなったり, 処罰感情が無意識に高まったり, 親身になることが憚られたり, 意地の悪い対応をしたりしてしまう. 犯罪行為を責めるのではなく, 再度犯罪を起こすことを懸念し, どうすれば防げるかを共に考える.「犯罪を起こしてほしくない」「捕まってほしくない」という思いを持って寄り添うことである.

　依存症患者に対して断酒や断薬を強要すると再飲酒・再使用を起こしやすくなる. また, 再飲酒・再使用を叱責すると, より再飲酒・再使用に向かうという事実を参考にしてほしい. 患者の犯罪行為を責めてもやめさせることはできない. 犯罪者は孤立している. 周囲や社会はスティグマを持って患者をみる. だから人から癒されることは極端に少ない. 患者自身も自らが犯罪者であるというスティグマに囚われる.

　患者は治療・支援が必要な人たちである. 治療者がまず行う

べきことは，犯罪者というスティグマを持たないで，患者と信頼関係を築くことである．そして，犯罪に至るトリガー（引き金）を同定して，犯罪が起こるリスクの高い状況に対して具体的にどのように対処するかを共に考え実行することである．犯罪を起こさざるを得ない生きづらさを理解して，患者と治療者が協同して改善していく対応が望まれる．犯罪者になることや服役することのデメリットを考えると，犯罪を起こさないことが具体的な治療目標になることもあっていいだろう．

犯罪を繰り返す患者ほど傷ついている．自己評価も低下している．将来的な希望も失っている．だからこそ，犯罪を繰り返す患者には，通常以上の十分な配慮と十分な治療・支援の提供が必要なのである．

4 酔って絡んでくる患者

酔って絡んでくる患者は，医療機関でなくても対応に困る人の代表である．

酔って絡んでくる患者は，たいがい素面では自分の言いたいことも言えない小心者が多く，普段口にできない不満をいっぱい貯めこんだ挙句に，酩酊下で理性が緩み，感情的に歪んだ表現として表出される．

また，酔って問題を起こす患者は，人を信用できない人でもある．先にも述べたが，アルコールや薬物のコントロール障害をきたす患者，つまり依存症，あるいは使用障害（DSM-5）患者に共通してみられる対人関係の特徴として，「自己評価が低く自分に自信を持てない」「人を信じられない」「本音を言えない」「孤独で寂しい」「見捨てられる不安が強い」「自分を大切にできない」の6項目を念頭に置いて関わると理解しやすいことは先に述べた．アルコール依存症患者の飲酒は，「人に癒されず生きづらさを抱えた人の孤独な自己治療」という視点を

もって関わると，患者の問題点やそうまでして飲酒せざるを得ない理由が見えてくる．

　人に癒されないからアルコールなどの物質に酔って，寂しさ，切なさ，苦しさ，情けなさ，怒り，悲しみを紛らわせている．酔っている時は一時的に忘れていられるかもしれないが，酔いが覚めるともっとつらくなる．だから苦しい患者ほど常時酔いを必要とする．そして，いつも酔っているとアルコールに対して耐性ができる．効果が低下するので，これまで同様の効果を期待するならば飲酒量を増やさないといけない．それでも最初のころの気持ちのよい酔いは得られない．患者は次第に行き詰ってくる．飲むも地獄やめるも地獄といわれる所以である．

　酔って絡んでくる患者の対応としては，普段から不平不満を言葉にして吐き出させることである．それを治療者は支援する．その基盤となるのは，そんな依存症患者の背景を理解して，時間をかけてでも信頼関係を築いていくことである．信頼関係を築いて人に癒されるようになると，状況は改善する．このことは自助グループや回復施設の実績が示している．

　酔って絡んでくる患者の対応で注意するべきことは，決して患者を見下したり小馬鹿にしたりしないことである．彼らは恥をかかされることを最も嫌う．他者から馬鹿にされたと感じたとき，激しく攻撃性を高める．それだけ劣等感が強いということでもある．患者に敬意を持って誠実に接すると酔っていても通じることが多い．そして，可能であれば，よい点を探してでも見つけて褒めることである．褒めることが見つからなければ，治療を求めてきたこと自体を評価することである．

　「何とかしたいと思って来られたのですね」「できるなら酒をやめたいと思っているのですね」と確認して，そのことを評価する．突然来院して治療を求めるが対応できない場合などは，5分でも10分でも時間が採れれば，訴えだけでも聞いて，「せっ

かく来られたのに，申し訳ありませんが今日は時間を採れません．〇日か△日ならゆっくり時間を採れるのでぜひ来てください．私が対応しますから」などと伝えて，紙に大きく予約日をと時間を書いて渡す．どうせ酔っ払いだからと迷惑そうに対応しないことである．そのような態度に対して患者はとても敏感である．火に油を注ぐことになりかねない．逆に酔って詳細を覚えてなくても，丁寧に対応してもらえたという印象が残れば，後に関係を築きやすくなることを筆者は経験している．酔っ払いこそ馬鹿にしてはならないのである．

　アルコール依存症患者の典型例は，人から認めてもらおうと，まじめで頑張り屋で仕事熱心であったが，不器用で要領が悪く人とうまくやっていけない．苦しくなったときの癒しとして飲酒をしてきた．過剰適応を支えるドーピングとして飲酒をしてきたようなものである．そのような患者が破綻して生きづらくなっている姿が，「酔って絡んでくる患者」として表現される．世の中を恨み，周囲の人間を恨み，自分を恨み，自己憐憫と自責に塗れた患者であっても，ひとりの尊厳ある人として敬意をもって当たり前に関わると変わるのである．決して容易なことではないが，治療者が患者を理解しようとして誠実に関わり続けると，変わりたいという患者の心と身体を動かすようになる．治療者は，焦らず，しかし身体を気遣い寄り添っていくことが大切である．

　ここで，当たり前のことであるが重要なことを述べておきたい．治療者ひとりから関わりを始めたとしても，治療スタッフがひとりふたりと支援に加わらなければ，その関係は危ういものである．一対一の関係が壊れたとき，治療の基盤はなくなる．複数のスタッフが患者の理解と対応を共有し，チームとして関わっていけると格段に治療は安定し，治療的雰囲気がよくなる．逆に患者と治療者が一対一対応の枠を広げられないと，患者と

JCOPY 498-22930

表4 アルコール依存症患者にみられる具体的特徴
1. 本当は，完璧主義できちんとしなければ気がすまない
2. 本当は，柔軟性がなく不器用で自信がない
3. 本当は，頑張り屋であり頑張らなければと思っている
4. 本当は，根はきわめてまじめである
5. 本当は，やさしく人がいい
6. 本当は，気が小さい・臆病・人が怖い
7. 本当は，恥ずかしがりで寂しがりである
8. 本当は，自分は人に受け入れられないと思い込んでいる
9. 本当は，自分は人に受け入れられたいと思っている
10. 本当は，生きていることがつらくて仕方がない

治療者が周囲から孤立してしまいかねない．治療者と他の治療スタッフが分断されていては治療にならない．治療者が他の治療スタッフといかに良好な関係にあり，価値観を共有できているかが重要である．ひとりの治療者が燃え尽きることを防ぐためにも，治療の安全弁としても，多様な側面からの援助を可能にするためにも，このことは大切である．人との関りが良好なつながりを育んでいくのであれば，それはきわめて治療的となる．

　依存症患者は総じて誤解されていることが多い．酩酊した姿の背景には素面の際の生きづらさが隠れている．その特徴を 表4 に示す．彼らはきわめてまじめで，苦しい人たちであることがわかる．普段，理性により抑え込んでいる苦しさが飲酒の影響で反動として表現されるのである．

5 違法薬物を全くやめられない患者

　違法薬物を全くやめられない患者と聞くと，「とんでもない！」「逮捕だ！」と思う治療者がほとんどかもしれない．しかし，筆者の治療ではそうはしていない．依存症専門外来では，

覚せい剤などの違法薬物の依存症患者は大勢受診している．わが国の薬物関連精神疾患患者のなかで，覚せい剤は精神科を受診する全患者の半数を超えており，第2位のベンゾジアゼピン系を主とした鎮静薬に大きく水をあけているのである 図1 ．

依存症外来に患者が覚せい剤をやめられないと受診した場合，警察に通報していたのでは治療にならない．やめられないから患者は受診する．やめられていないことがわかると，通報されて逮捕されるのではないかと強い不安を持って受診してくることも多い．総じて患者は緊張していて口数は少ない．受診して通報されたのでは誰も受診しなくなる．つまり，覚せい剤依存症の治療はできなくなる．

「そんなやつらは刑務所に入れておけばいいのだ．自己責任だ」という意見もあるだろう．しかし，覚せい剤依存症患者を刑務所に数年入れておいてもよくならない．誤解を恐れずに言えば，「刑務所は懲らしめて反省させて再犯防止させるところ」である．一方で，覚せい剤事犯者（使用犯の大多数は覚せい剤依存症と推測される）を刑務所に入れても再犯防止になってい

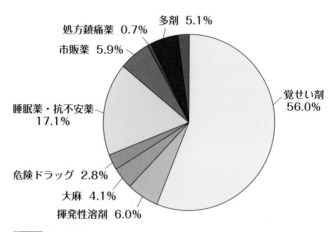

図1 精神科医療機関を受診した薬物関連疾患の主たる薬物の割合
〔2018年主たる問題薬物（N＝2609），松本俊彦先生提供〕

JCOPY 498-22930

ないことが指摘されている．覚せい剤事犯者の6割程度が再犯者であることから，2016年に国は刑の一部執行猶予制度を施行した．これは，刑務所から早く出す代わりに執行猶予期間を長く設定し，保護観察所で治療的関与を受けることを義務付けるものである．

　さて，このような患者をどのように治療していくかだが，意外とシンプルである．「犯罪を繰り返す患者」と同様に，「犯罪者」とみて非難したり叱責したり突き放したりしないことである．覚せい剤事犯者は，直接的な被害者のいない犯罪である．治療者までもが患者を犯罪者扱いしたのでは治療にならない．少なくとも，このような患者に対して治療的対応を提供しようとするのであれば，「患者」として当たり前に治療を提供することである．この点が最も重要である．

　そして，初診時に「薬物使用してもどこにも通報しないこと」を保障する．薬物使用を正直に話せる場でなければ治療にならない．使用しても安心して話せることが不可欠である．覚せい剤使用・所持については，医療機関や医師に通報の義務は課せられていない．医師の裁量に委ねられているのが実情である．治療を優先するならば通報を考慮しなくてよい．

　彼ら彼女らは困っているから受診しているはずである．その困っていることの改善を手伝うことである．治療者が患者に対して誠実な治療的対応をすることに抵抗や反発は起こりえない．薬物関連患者とトラブルになったり対立が起きたりするのは，治療者が患者を犯罪者として見下していたり，力ずくで無理に正そうとするからである．さらには，治療者と患者との間に信頼関係ができていないからである．

　患者は困っている人たちである．覚せい剤をやめたいと思っているはずである．それをやめられない自分を情けなく思っている．恥ずかしい思いを抱えてやっと受診してきた患者である．

薬物が止まっていないことがわかると，通報されて逮捕される不安をもって緊張している人たちである．このことを理解した対応が望まれる．

　先に述べた6項目の特徴を思い出してほしい．病気の本質を知れば知るほど，依存症は治療や支援が必要な病気であることがわかる．患者に対して「がまんが足りない！」「ダメな連中だ！」とするのは精神科医療ではない．むしろ人として敬意をもって関わることによって，患者は回復する病気であることを強調したい．このことが依存症臨床の醍醐味である．さらに言うと，医者だけが治す病気ではない．健康な治療者・援助者が患者と信頼関係を築いていくことによって回復が生まれるのである．

　筆者が実際に「ようこそ外来」として行っている依存症外来の特徴 **表5** と依存症患者への望ましい対応について示す **表6** ．依存症治療のコツについては，**表7** にまとめる．

表5 「ようこそ外来」の概要

1. 外来に来たこと自体を全てのスタッフで評価・歓迎する．
2. 覚せい剤使用については通報しない保障をする．
3. 本人が問題に感じていることを聞き取る．
4. 本人がどうしたいかに焦点を当てる．
5. これまでに起きた問題点を整理し解決案を提示する．
6. 依存症について説明し適時必要な情報提供をする．
7. 外来を正直な思いを安心して話せる場とする．
8. 外来で治療を続けられるように最大限配慮する．
9. 断酒・断薬を強要しない．再飲酒・再使用を責めない．
10. 患者の困っていることに焦点を当てて関わる．
＊患者の人権を尊重して信頼関係を築くことを優先する．

表6 依存症患者への望ましい対応

1. 患者ひとりひとりに敬意を持って接する.
2. 患者と対等の立場にあることを常に自覚する.
3. 患者の自尊心を傷つけない.
4. 患者を選ばない.
5. 患者をコントロールしようとしない.
6. 患者にルールを守らせることにとらわれすぎない.
7. 患者との1対1の信頼関係づくりを大切にする.
8. 患者に過大な期待をせず,長い目で回復を見守る.
9. 患者に明るく安心できる場を提供する.
10. 患者の自立を促す関わりを心がける.

表7 依存症治療「7つの法則」

1. 依存症は「病気」であると理解できれば治療はうまくいく.
2. 治療を困難にしている最大の原因は,治療者の患者に対する陰性感情である.
3. 回復者に会い回復を信じられると,治療者のスタンスは変わる.
4. 依存症患者を理解するために「6つの特徴」を覚えておく.
5. 依存症患者の飲酒・薬物使用は,生きづらさを抱えた人の孤独な自己治療である.
6. 断酒・断薬を強要せず再飲酒・再使用を責めなければ,より治療者になれる.
7. 断酒・断薬の有無に囚われず信頼関係を築いていくことが治療のコツである.

6 自傷行為を繰り返す患者

　自傷行為を繰り返す患者は,厄介な患者の中でも上位にくるのではないだろうか.リストカット,アームカットにはじまり,太腿の内側など人目に付きにくいところを選んで傷つけることもある.洗濯板のように傷が並んで瘢痕になっているうえにさ

らに新しい切創が並んでいる場合や，縦横斜めと不規則に切り刻んでいる場合，いわゆる根性焼きの跡がいくつも並んでいる場合もある．血が滲んでいたり流れていたりしても手当てをしない場合も多い．そのような傷を見るにつけ治療者でも気分が悪くなる．傷が残るだろうと心配になることも多い．自傷行為は，偶発的に起きた外傷とは異なり，筆者もしばしば棘が刺さるような痛みを感じることがある．

そのような傷を見るにつけ，「もうやめなさい！」「自分を大事にしなさい！」「傷が残るよ！」などと責めたくなるものである．しかし，自傷行為により患者は気持ちをリセットしている．自傷行為によってどうにもならない気持ちや不快感，もやもやしたものから一時解放されているのである．苦痛の除去目的の行為である．そうでもしないと平静を保てないともいえよう．

このような行為は，アルコールや薬物の使用によって気分を変えることに通じる．物質の使用以外では，ギャンブル，過食嘔吐，インターネット・ゲーム，セックスなどに通じる行為といえよう．繰り返す自傷行為をアディクションのひとつとして捉えると対応しやすい．依存性物質の使用を繰り返していると耐性ができて効果が落ち，より大量のより強力な物質をより頻回に必要とするようになるのと同じく，自傷行為にも「耐性」ができて，傷は深くなり範囲も広くなりエスカレートしていく．つまりコントロールを失っていく．

とすると，自傷行為を繰り返す患者の治療的対応は，依存症のそれと同じである．無理にやめさせようとするとさらに苦しくなり問題はエスカレートとしていく．自傷行為を責めてはいけない．患者はやめようと思ってもやめられなくなっているはずである．責めることで患者は隠れて自傷行為に及ぶことになるであろう．そしてさらに正直になりづらくなる．それは信頼

関係を築きにくくなるという最大のデメリットにつながる.

　自傷行為を患者から話してくれたなら，きちんと受けとめることである.「痛そうだね. 傷を見せて. 手当をしようね」と自然に返すべきである.「それだけ苦しかったんだね」「自分を傷つけずにすむようになるといいね」「何が苦しかったのか話してほしい」と伝えれば十分である.

　自傷行為を起こした患者を誠実に受け止め，責めずに気遣う. すぐにやめさせることはできなくても，いずれは人に癒されるようになることで自傷行為が必要なくなっていけばいいのである. 治療者は，自傷行為をやめさせるよりも，患者と信頼関係を築いて患者が人に癒されるようになることが優先されることは，依存症の治療とまったく同じである. 放置できない深刻な自傷行為については，その旨を伝えて介入せざるを得ないこともあるが，基本は先に述べたとおりである.

7 | 過量服薬を繰り返す患者

　処方薬の過量服用を繰り返す患者も厄介で関わりたくない患者であることが多い. 過量服薬は俗に「OD（over dose）」と呼ばれ，患者の間でもよく使われる. リスカ（リストカット）とオーディー（過量服薬）は，情動不安定な患者に日常的に起こる問題行動であり，両方の問題をもつ患者も多い. これに過食嘔吐が加わることもしばしばみられる. いずれも男性よりも女性に多くみられ，不快な気分をリセットする目的で行われることが多い. その効果を自覚できると繰り返されやすく，自己制御できなくなっていくとアディクションとなる.

　治療者が処方した向精神薬，とくにベンゾジアゼピン系薬剤を主とした鎮静薬は乱用・依存が起きやすい. さすがにバルビツール酸系薬剤が処方されることは，その致死性からみられなくなってきたが，それでも処方薬依存で紹介されてきた患者に

大量のバルビツール酸系薬剤が処方されているとゾっとすることがある．実際にひと昔前は，イソミタール，ラボナ，ベゲタミンなどの過量服薬により命を落とした患者は少なくなかった．

筆者の外来を受診してきたある患者は，長年通院していた精神科クリニックで「過量服薬したらもう診ない」と言われ，実際に診療を拒否されていた．過量服薬は治療者が禁止して治まる場合がないわけではないが，禁止しても繰り返される場合はアディクションとして対応することが適切である．つまり，「やめない」のではなく「やめられない」のである．そして，過量服薬は自傷行為やアルコール・薬物依存症と同じく，「人に癒されず生きづらさを抱えた人の孤独な自己治療」とみて対応することが望ましい．

ほとんどの患者は，過量服薬はよくないことはわかっている．そしてやめなければと思っている．長年繰り返しているうちに条件反射のようになり，自覚が薄れてしまっている患者もいるが，問題意識は持っている．わかっているけれどやめられない．それを治療者が禁止したり叱責したりしてもやめられないどころか，正直に思いを話しにくくなり，嘘が増え，治療から遠ざかる．処方薬を受け取るためだけの通院になってしまう．つまり，治療に最も重要な信頼に裏付けられた治療関係が築けない．このことが問題なのである．

過量服薬を責めず問題の自覚を促し，一緒に対処法を考えていくことが治療の基本になるのは，これまで述べてきた例と同じである．それでも過量服薬を繰り返すと，救急医療を担当する医療機関から苦情が来るかもしれない．救急医療機関には申し訳ないが，その圧力から力づくでやめさせようとすることは反治療的となることが多い．

対処法としては，危険な内容の処方をしないこと，過量服薬が繰り返されれば通院間隔を短くすること，具体的な対処法を

一方的に押し付けず患者自身にも考えてもらうこと，それがうまくできているか否かをモニタリングしていくこと，うまくいかなければまた一緒に考えること，このようなことを続けながら人に相談でき，人に癒されるようになることが，実は最も改善の近道なのである．信頼関係を築きながら動機づけを進めていく．そしてそのつながりから患者がエンパワメントできてきたときに，患者は変わり始める．それまでは，責めずに見守り寄り添うことが求められるのである．

8 │ 過食嘔吐が止まらない患者

　過食嘔吐が止まらない患者は，厄介で関わりたくない患者とされることが多い．過食嘔吐，つまり摂食障害患者に対しては薬物療法が無力であることが多いからである．そもそも薬を服用しても吐いてしまうこともしばしばである．

　このような患者に対して大切なことは，「過食嘔吐をやめさせようとしないこと」である．過食嘔吐はアディクションとして捉えられることもあるように，精神的苦痛を和らげる自己治療的な役割がある．患者にとっては，やめたくてもやめられない症状であると同時に，やめさせようとされると不安になり抵抗する．過食嘔吐しているときに，患者は苦痛から解放されている面があるからである．

　過食嘔吐を急いで解決するべき症状として捉え，力ずくでやめさせようとすることで，患者は不安になり，苦痛から解放される方法を取り上げられることになる．無理やり過食嘔吐をやめさせられると，他の症状が代わりに出てきたり，より苦痛を増したりする．

　依存症・アディクションの視点からみると，患者にとっての過食嘔吐は，「人に癒されず生きづらさを抱えた人の孤独な自己治療」であるといえよう．とするならば，症状である過食嘔

吐を責めたり，忌み嫌うべきものとして扱ったりするのではなく，過食嘔吐があるから何とか日々を過ごせているのだと評価することから始める必要がある．この思いを患者と共有すると，患者も安心して正直な思いを話すことができる．

　過食嘔吐は，経済的負担はあるものの，深刻な自傷行為や過量服薬などと比べて緊急性は高くないことから，治療者は余裕を持って患者を受けとめたい．「過食嘔吐は苦しいかもしれないけれど，それで何とか毎日生きているんだよね」「今はあなたにとって必要なんだね」などと伝え，決して責めたりやめさせようとしたりしないことである．治療者が近視眼的に過食嘔吐に囚われてはならない．仮初めの癒しである過食嘔吐でつないでいるうちに，本来の癒しである「人からの癒し」を育てていくという視点が求められる．

　過食嘔吐に代わる癒しを得ることなしに取り上げるようなやり方は，患者を傷つけるであろう．患者が過食嘔吐から解放されるためには，人から癒されることが不可欠である．摂食障害患者にも根底には人間不信がある．だからこそ「孤独な自己治療」を手放せないのである．

　対応のコツは明らかである．無理に過食嘔吐をやめさえようとするのではなく，人に癒されるようになることで過食嘔吐が必要なくなることである．「急がば回れ」である．これを実現するために大切なのは，やはり患者との信頼関係の構築である．過食嘔吐を責めたり批判したりせず，これを最優先に治療を続けていくことである．

9 ｜ 拒食が続き低体重で身体的に深刻な患者

　拒食で高度な低体重の患者は，生命の危険もあり，薬物療法も歯が立たないことから，厄介で関わりたくない患者である．この場合も，同じ摂食障害の過食嘔吐を繰り返す患者の対応と

同じである．治療者は，拒食を続けている患者を決して非難してはいけない．病者を，病状を責めることになるからである．叱責や説教で病気はよくならない．むしろ悪化するであろう．身体面については，深刻な低体重や疾患がある場合は，治療者も心配になることは当然である．そのことは，正直に懸念を伝える．しかし，「食べなさい！」と強要することは，過食嘔吐をやめさせようとすることと同様，効果はなく，治療関係を悪化させることになるのでするべきではない．拒食症患者の拒食を否定することは，患者を丸ごと全否定するようなものである．患者にとっては拒食は生きるための命綱であり，存在意義でもあるからである．

　生命の危険が高いときは，「あなたの命を守るための処置を行わせてもらう」と伝えて，強制的に栄養補給することはある．しかし，「力ずく」は最小限にしたい．患者の思いに共感して信頼関係を築き，人から癒されるようになって初めて拒食から解放されるという仕組みは，過食嘔吐の際と同じである．

　拒食が継続する患者はきわめて頑固である．柔軟性に乏しい．孤独な戦いをしている戦士のようである．低体重や低栄養の状態を気遣いつつ，拒食の継続や体重の低減でしか安心感を得られない苦悩を理解する姿勢を持ち続けたい．患者は，自分しか信じられず，数字しか信じられず，拒食し続けることでしか安心を得られない人たちであることを踏まえて関わり続けることである．生命に危険がある場合は，躊躇なく身体面を診てもらえる医療機関と連携を取る必要がある．

10 | 性的逸脱行為・性犯罪を繰り返す患者

　性的逸脱行為や性犯罪を繰り返す患者は，厄介な患者である．とくに女性スタッフが関わることに支障をきたすような場合は，通常の治療・支援を提供することが制限される．入院治療の場

合，容易に性的逸脱行為が起こる状況では，担当医や担当スタッフは男性にするなどの配慮を要する．

それだけでなく，男女混合病棟では女性患者を守る必要があることから，入院自体が困難になる．それでも非自発的入院を要する病状であれば，男性専用の病棟がない医療機関の場合，隔離室の使用を要するか，女性患者と接する可能性がある場合は，男性スタッフの付き添いなどが必要になることもある．女性患者を守らなければならない．

性的逸脱行為が，幻覚妄想状態などの混乱した精神症状によって起きているのであれば，薬物療法によって病状が改善すれば速やかに落ち着くこともある．また，躁状態で起きている場合も同様である．問題は元々そのような性癖がある患者である．治療を進めていくなかで落ち着くこともあるが，アディクション化しており容易に繰り返し行動化してしまう場合は，本来の治療の妨げになる．性的逸脱行為を治療対象とする必要も考慮しなければならない．その場合，約束事が守れない状況では，治療ができない場合もでてくる．通院治療でしか対応できない例もあるだろう．その点では，暴力行為の対応に準じることになる．

患者同士で入院中に性的な行動に及ぶのであれば，性的逸脱行為として，任意入院では退院処遇とすることが一般的であろう．外来レベルで患者同士が合意に基づいて性的行為に及ぶのであれば，原則は患者の問題であり介入するべきことではない．ただし，患者の両者および一方が能力的に判断できなかったり，性的なトラウマを抱えていたり，妊娠の可能性があったりする際は，介入が必要になることもある．

先に述べた6項目の特徴を持つ患者は，他者からの強い求めを断ることができない．また，性被害に遭った患者は，敢えて性的な問題行動に意識的に，あるいは無意識に近づいてしま

JCOPY 498-22930

う場合もある．性的逸脱行為は問題行動である．他患者や治療
スタッフが被害に及ばないように配慮しつつ，患者の症状として共に考えていく姿勢が求められる．

　患者が男性であっても女性であっても，性的逸脱行為を繰り返す患者は治療者から陰性感情を持たれやすい．であるからなおさら，他の問題行動と同様に，叱責するだけの対応にならず，その背景の問題について介入することが大切である．「やめない」のではなく，「やめられない」のではないかという視点を大切にしたい．

　強制わいせつなどで医療観察法の処遇に入ってくる患者や，性犯罪で逮捕された患者が自発的に通院してくる患者をみていると，そのように感じることが多い．患者が問題意識を持っていてもコントロールがつかず，自身や周囲が困っているのであれば，アディクションとして対応することになる．筆者は，このような患者にはアディクションの介入が有効であることを実感している．決して特別な対応が必要なわけではない．

11 | 付き合う男性から繰り返し暴力を受ける患者

　付き合う男性から繰り返し暴力を受ける患者は少なくない．ドメスティック・バイオレンス（DV）被害者である．彼女らは総じて先に依存症患者の特徴として掲げた6項目に見事に当てはまる．彼女らは，「自分に自信がない」「人を信じられない」「本音を言えない」「見捨てられる不安が強い」「孤独で寂しい」「自分を大切にできない」人たちであることが多い．暴力被害により自己評価はさらに傷ついている．ちなみに暴力加害者も先に述べたように，6項目の特徴を持っている．つまり，信頼関係のない付き合いである．だから相手の支配・コントロールになる．

　彼女らは酷い暴力を受けても，容易に離れることはない．

いったんシェルターに保護された患者が，ほとぼりが冷めると
すぐにその男性の元に駆け付ける．一方で，男性は執拗なス
トーカーになる．彼女は，そこまで必要とされていることで低
い自己評価が刺激される．友人や知人に相談しても，「そんな
男別れなさい！」と口々に言われる．それでも別れられないと，
「まだ付き合っているの！」と非難されるようになり，誰にも
相談できず孤立する．当然，親兄弟には言えない．支援をする
関係機関の職員からも，自業自得と捉えられ突き放される．

　彼女らは，男性を他者から非難されると，「でも本当はいい
人なんです」「優しい人なんです」「あの人は私がいないと生き
ていけないんです」などと弁護する．

　まるで，アルコール依存症の人が周囲から飲酒を非難される
と弁解するのと同じである．つまり，彼女にはその男性が必要
なのである．このことを治療者は理解しておかなければならな
い．彼女らは総じて尽くす女性である．男性から離れると，そ
の対象を失うことになる．尽くす対象がなくなると，彼女は存
在価値を失う．生きている理由がない．そのくらい自己評価が
下がってしまっている．

　この場合も，依存症やアディクション患者の対応と変わらな
い．つまり，その男性を非難して別れるように説得しても患者
の行動は変わらない．彼女は男性と別れたいけれど別れられな
い．つまり，アディクション的である．

　暴力を繰り返し受ける患者の自尊感情，自己価値観，自己効
力感などは総じて低い．そんな患者に，無理やりその男と別れ
ること離れることを無理強いしても効果はない．別れた方がい
いことは，患者はとっくにわかっている．しかし，別れる決心
がつかないことが問題なのである．無理やり引き離そうとすれ
ばするほど，良好な治療関係を結ぶことは難しい．しかし，そ
のことを目標に，患者の自尊感情が高まるような環境の設定，

JCOPY 498-22930

関わりが必要である．「勝手にしろ！」「自業自得だ！」と突き放してはならない．

　治療者は，彼女らが暴力被害から身を守ることを優先しつつ，自己評価が高くなるような関わりを続けていく．そして，エンパワメントされていくと，彼女らは自ら生きるための新しい道を歩き始めるようになる．

12 | 人を殺したいと繰り返し訴える患者

　「人を殺したい」と訴える患者は，厄介な患者であるだろう．治療者・支援者の不安を煽るからである．自分が関わっている患者が殺人を犯したとするならば，平静でいられるはずはない．そういう面では「破壊的」な言葉である．人を殺したいというだけで治療者は焦ることはないが，その対象が具体的で，方法などにも言及するようであれば，リスクはより高まる．さらに，これまでに行動化した既往があれば，よりリスクは高くなる．

　その殺意が，単なる恨みによるものか，被害妄想によるものか，個人的な恨みなどではなく八つ当たり的なものなのかによって対応は異なる．具体的現実的であり，患者に衝動性が高かったり，人に危害を加えた既往があったりするならば，対応はより慎重にする必要がある．特定の人に対して殺意が切迫しているのであれば，警察への通報は躊躇するべきではない．病的体験などの精神病レベルの症状が原因であれば，速やかに非自発的入院に持っていくように，家族や保健所や警察などの関係機関と連携をとる．

　ただ，患者が殺意をオープンにして話してくれたことを十分に評価して，言葉にして，なるべく多くの機会に言葉で吐き出してもらうことで，殺意は軽減すると考える．話してくれるなら，十分吐き出してもらうようにする．そして，その怒りを受けとめ，理解に努め，共感する．それをもとに適切な対応を進

めつつ，信頼関係を築いていくことが治療的には推奨される．

13 死にたいと頻回に訴える患者

　死にたいと頻回に訴える患者も厄介で関わりたくない患者であることが多い．このような患者に対してよく言われるのが，「死にたいという患者は死なない」という「迷信」である．このセリフはどこか患者を見下している治療者の陰性感情が伝わってくる．面倒な患者というイメージであろう．この迷信は，ある面で正しくある面で間違っている．

　「死にたい」と頻回に訴える患者は，「死にたいくらいつらい」と訴えているのである．そして助けてほしいというSOSを出しているのである．だから，「死にたい」と訴える患者はそうでない患者より死ぬ可能性，自殺の危険性は高い．しかし，別の見方をすると，「死にたい」と訴えている間は死にたくないから助けを求めているとも言えよう．患者は生きたいから死にたいと言っているのである．つまり，死にたいと頻回に訴える患者は，「死にたいくらいに苦しい．生きるために助けてほしい」というメッセージを発信していることになる．

　死にたいと頻回に訴える患者は危うく脆い．丁寧な支援が必要な患者である．そのことを忘れてはならない．患者が「死にたい」と言いながら，些細なことを気にしていたり笑顔を見せてケロッとしたりしているときもあるので，治療者はオオカミ少年を診ているように「またか」と素っ気ない対応をとる場合もある．

　あるいは，「甘えや退行を助長する」，「アピール的，演技的である」と，事務的な素っ気ない態度に終始することも起きやすい．逆に，「死なせてはいけない」と親身になりすぎて振り回され，疲弊してしまうこともある．いずれも患者に対して陰性感情を募らせることになりがちである．そうなると，対応も

形だけの心のないものになってしまう．治療者は力を入れ過ぎず抜き過ぎずの対応が望ましい．

治療者にとって大切なことは，患者が死にたいと SOS を出していることをきちんと受け止めることである．「死にたいくらいにつらいんだね」と共感することである．そして，治療者は自分に SOS を出してくれたことを評価する．なぜなら，誰にも SOS を出せない人ほど死んでしまうことが多いからである．ただし，「死にたい」と言われることは実際，誰にとっても嬉しいことではない．

ではどうするか．SOS をきちんと受けとめたら，慌てて何かしなければと焦らないことである．SOS を出してくれる関係ができていれば，ある程度の信頼関係が築かれていれば，直ちに自殺に向かう危険性は低い．治療者は落ち着いて患者の思いを受けとめる．

ただし，その時に状況，患者の精神状態，とくに双極性障害，統合失調症などで症状に圧倒されている場合，深刻な外傷体験後や高度なストレス状況にある場合は注意が必要である．加えて，患者の対処能力，支援体制，自殺企図の既往の有無，既往がある場合はその手法，暴力や犯罪の既往，衝動性・焦燥感の強弱，アルコールや薬物の問題の有無などによってはリスクが高くなるため，関係者で情報を共有すること，入院などの緊急介入の必要性の評価などが必要になる．高リスクなのは，精神病レベルの症状が激しいこと，自殺既遂に及ぶ可能性の高い方法をとっていること，誰とも信頼関係が築けていないこと，治療関係が浅いこと，生きる希望を失うくらいの重大な喪失体験があったことなどである．

それでも，誤解を恐れずに言えば，患者の自殺を 100% は防げないことを知っていることが大切である．その限界を知りつつ慌てずにできる最善の対応を本人や関係者と考えていくこ

としかない．その際の基本は，患者が発信するSOSを軽視したり迷惑がったりすることなく，誠実に人として受けとめることである．

筆者はこれまで担当していた患者に自殺既遂された経験が少なからずある．いずれも筆者が予期しないところで起こっている．外来診察日の夜に亡くなられた患者も数名ある．彼らは当日の診察場面では，むしろ吹っ切れたような清々しささえ見せていた．小さな贈り物をくれた患者もいた．彼らが亡くなって初めて，筆者との別れに来ていたことに気づいた．SOSを出さないとはそういうことである．死を決心した患者はSOSを出すことはないのである．

死にたいくらいに苦しい．でも何とか生きたい．そのように死について葛藤している患者をこちら側に引き寄せられるのは，人と人との心のつながりである．

14 深刻な自殺企図を繰り返す患者

死にたいと頻回に訴える患者以上に難しいのは，深刻な自殺企図を繰り返す患者である．死にたいという思いをすでに行動に移しているからであり，一線を越えているからである．「深刻な」ということは，致死性の高い自殺企図という意味合いがある．言葉で訴える前に既に自殺企図に及んでいるということは，「死にたいくらいにつらい」から「つらいから死ぬ」に進んでしまったことになる．致死性が高いとは，高所からの飛び降り，鉄道への飛び込み，縊首，一酸化炭素・硫化水素ガス・農薬の使用など，既遂リスクが高い方法を選択したことを指す．このような患者を担当した場合，治療者も心穏やかではいられない．ある程度予想がたてば対処の手段はあるが，いきなり衝動的に致死性の高い自殺企図が起きると慌ててしまうであろう．深刻な自殺企図は，事後に身体科救急や精神科救急の対象とな

り，周囲からのプレッシャーも治療者の負担になるかもしれない．その際，治療者はどのように対処するべきであろうか．

　深刻な自殺企図が起きた後は入院治療に導入して，緊急の患者のケアと同時に治療の基盤を整える必要がある．患者の再企図を防ぐためにできることを，患者，家族，多職種スタッフ，関係者で話し合い共有することが不可欠である．自殺企図，治療が膠着していた場合は，見直したり視点を変えたりする機会になる．自殺既遂の可能性があった事実をみんなで受けとめ，患者を気遣い，具体的な対応策を考えていくことになる．薬物療法の見直しも必要かもしれない．環境の見直しも必要かもしれない．少なくとも治療の在り方の見直しは必要である．

　その際の対応の基本は，先に述べた「死にたい」と頻回に訴える患者の対応と変わらない．患者を死に追いやらないために重要なことは，患者を孤立させないこと，つまり誰か一人でも患者と信頼関係を築けており，心がつながっていることである．そのために必要なことは，患者と治療者で問題を共有できていることである．自殺企図が繰り返されているということは，誰とも心がつながっていないということである．その点で，死にたいと頻回に訴える患者よりも深刻である．治療者は患者の心の内を理解しようと最善を尽くし，落ち着いた態度で患者を思いやり，信頼関係を築いていくことに忠心することが求められる．

　致死的な方法で自殺企図を繰り返す患者に対して，厄介な面倒を起こす患者として治療者は陰性感情を募らせてしまう場合もあるだろう．そのことが患者を自殺に押しやってしまうことに留意しなければならない．ひとりで抱えようとするのではなく，関係者でできうる対応を具体的に話し合うことが求められる．そのなかに，可能な限り患者本人も入れて話し合えるとよい．

　具体的な自殺リスクの評価はすることは当然として，患者をこの世につなぎとめておけるのは，「死んでほしくない」という治療者・関係者の真摯な思いである．そんな中で，「厄介で関わりたくない」という思いを持っている治療者は，無力であるどころか患者を死に追いやってしまうであろう．「二度としないように！」「馬鹿なことはやめなさい！」と釘を刺すことは，「自分でやめるように」「がまんしなさい」と突き放す言葉である．「命は大切！」という正論も害でしかない．なぜなら，患者の苦しさに対する共感が欠如しているからである．患者の心に届かないどころか，失望して何も話してくれなくなるであろう．

　患者が人とつながっていることが最大の自殺予防になる．そのことを意識して対応しながら，自殺既遂のリスクが高い患者を，現実の生活に定着させるような支援を提供することが課題となる．死にたいくらいにつらくて絶望している自殺企図患者に，説教や叱責の愚を犯してはならない．自殺企図を思いとどまらせるためには，その原因である苦しさ，生きづらさをいかに軽減できるかによるのであって，患者にさらにがまんを強いて思いとどまらせることではない．

15 不眠やイライラを訴えて強い薬を要求する患者

　患者が不眠やイライラ，落ち込みなどを訴え，頻回に強い薬を要求してくることは決して珍しいことではない．特にベンゾジアゼピン系の睡眠薬や抗不安薬などの鎮静薬は，わが国で薬物関連の精神障害で精神科医療機関を受診する患者としては覚せい剤に次いで多い 図1 参照 ．乱用を繰り返したり依存形成されていたりする患者は対応に困難を感じる．なかには求める薬と量を指定してくる患者もしばしばである．そして彼らは執拗であり断っても食い下がる．求める薬を得られるまで外来で

粘られた場合，他の患者の診療への影響もある．そのため，根負けしたりやり取りを回避したりして，言われるままに処方する場合もある．しかし，言われるままに処方するとさらにエスカレートしていくのが依存症である．こんな患者は厄介で関わりたくない患者のランキングでは上位に来るはずである．「だから薬物依存は診たくない」と言われる一因となっている．

「あなたのためにならない」「依存症になるから出せない」と説明しても，聞く耳を持たない場合，依存症になっていると考えてよいであろう．かつて，生活保護受給者を使って，指定した薬の処方を受けるように指示して回収し，転売していた事件があったが，「転売組」はあっても少数であろう．多くは患者が処方薬依存になっている可能性が高い．

依存になりやすい薬剤として，ベンゾジアゼピン系の他に数は激減したがバルビツール酸系，今後懸念されるのがオピオイド鎮痛薬である．乱用・依存患者が多いのが，ベンゾジアゼピン系ではフルニトラゼパム（サイレース®），トリアゾラム（ハルシオン®），エチゾラム（デパス®），非ベンゾジアゼピン系と標榜されているがゾルピデム（マイスリー®）である．これらは全国調査でも上位4傑に入っている．このなかでゾルピデムは特異的である．耐性が速やかに獲得されるのか「安全性」が高いのか，筆者のもとに治療を受けに来ている患者の多くは，1日に30錠から200錠服用している．他の薬剤であれば救急搬送される量であってもケロッとしていることが特徴である．もちろん，それだけの量を集められず離脱症状としてけいれん発作（強直間代性発作）を起こすことも珍しくない．あるいは同じ感覚で他の薬剤を服用して救急搬送される．

バルビツール酸系では，過量服薬で死亡例の多かったベゲタミン®が販売中止となり，一気に乱用患者は減ったが，今でもラボナ®，イソミタール®，フェノバール®などを睡眠薬として

出されていることがある．これらは過量服薬によって死に至る危険性が高いことから，速やかに中止に向けて減量するべきである．患者の抵抗は強いが，これは譲れない．

　オピオイド鎮痛薬では，強オピオイドのフェンタニル（デュロテップ®）やモルヒネ，最近は整形外科で日常的に出されているトラムセット®，市販薬の多くにも含まれているリン酸コデインが，オピオイドとしては弱いが処方量の多さを考えると懸念される．その他，気分を変えるあらゆるものが乱用・依存を起こしうることに留意しておきたい．

　では，このような患者にどのように対応するか．薬に過剰に依存している患者は，例外なく人を信じられない患者でもある．人間不信が強いことが多い．人を信じられないから薬に依存する．これは依存症やアディクションとされる行動全般について言えることである．先にも述べたが，患者が処方薬に依存する背景には，「人に癒されず生きづらさを抱えた人の孤独な自己治療」という意味合いがある．彼らは，「自分に自信を持てない」「人を信じられない」「本音を言えない」「見捨てられる不安が強い」「孤独で寂しい」「自分を大切にできない」の6項目に示されるような人間関係の問題を持っている．そしてこの問題の根本的な解決は，人を信じられるようになること，人に癒されるようになることである．

　このことを念頭に置いて，対応としては，薬に頼らざるを得ない苦しさや生きづらさに共感して，無理に処方薬を減らしたり中止したりするのではなく，その動機づけを進めていくことである．処方薬を目的に受診している患者であっても，そのやり取りの中で少しずつでも良好な関係づくりを行う．

　順序としては，①否定せず受け入れて治療関係を築く，②治療関係を築きつつ変わることの動機づけをしていく，③動機づけができてきたら具体的行動を一緒に考えたり提案したりする，

④具体的行動を実践しつつモニタリングを続ける，⑤よい変化は十分評価し危険な考えや行動には懸念を伝える，となる．

　単に「処方薬を出す・出さない」のパワーゲームになると対決姿勢を強めてしまう．寄り添いながら患者の変化の糸口をみつけていくことが大切である．決して変化を急いではならない．決して責めてはいけない．患者は「やめない」のではなく「やめられない」のである．治療者が焦ると患者は治療のレールから容易に離れてしまう．治療者が治療的対応を試みるのであれば，ここでも患者を「病者」として関わる必要がある．

　筆者は，処方薬依存でベンゾジアゼピン系薬剤が多種大量に出されていたり，過量に飲みすぎたりする患者に対して，「もう出せない！」「出しても自費になる！」という対応はしていない．結局，自分のところで処方しなければ，他の医療機関に求めていくだけだからである．もちろん無制限に出すわけにはいかないが，「落としてしまった」「家族が誤って捨ててしまった」などと嘘をつかなくてもいいように，事実を正直に話してもらい，どうしていくかを一緒に考えていく対応から始めるようにしている．「けしからん！」「ダメ！」だけでは，何も変わらないからである．現状を受け入れるところから始める必要があると考えている．治療関係ができ動機づけが進んでくると，患者は自ら減量，中止に向かい始めることを経験している．

16 ｜ 治療担当者の交代を要求する患者

　治療者にダメ出しをしてきたり，治療者交代を要求してきたりすると，治療者は少なからず傷つく．このような患者は厄介で関わりたくない患者であろう．診察時も構えてしまいやすい．陰性感情を持たれていることで動揺してしまうこともあるだろう．患者から治療者がダメだしされると，治療者は「しょうがない患者だ」と言いながら自分の治療者としての力量も不安に

なる．このように治療者が自責的になる場合もあれば，他罰的になる場合もある．いずれも患者のこのような行動は治療者の陰性感情を引き出し，対応によって治療関係は崩れる可能性が高い．

　このような患者の態度は，自分の要求が通らなかったり対応に不満があったりした場合に起こるが，病歴を見ると医療機関をこれまでも転々としてきていることが多い．患者から離れていく場合はやむを得ないが，結局このようなことを繰り返して医療不信を強めてきたともいえよう．その背景にはよくならない焦りと不安，きちんと大切に対応してもらえていないという不満がみられることが多い．

　対応としては，患者が話してくれるのであれば，どこが不満なのかを十分に話してもらう．その話に耳を傾けることから治療的対応は始まる．患者の訴えを真摯に受けとめ，自身で悪かったと思われる点は謝罪し，誤解を生んでいる点は誠実に説明する．訴えはたとえ理不尽な内容であっても遮らずに可能な限り話してもらう．患者自身，理不尽なことを言っている自覚がある場合も珍しくない．患者は，引っ込みがつかなくなっていたり，八つ当たり的に治療者を攻撃したり，試してきたりしている．

　患者は不満を十分吐き出すと少し落ち着いてくる．そして，その訴えや要求にきちんと誠実に対応することで信頼関係が深まると考えている．治療者は卑屈にならず，おもねらず，相手の目を見て受けとめる．そのうえでできることとできないことを伝えることになる．「治療者として誠実に対応する気持ちはあるが，あなたが望まないのであれば残念だが仕方がない」というスタンスが望ましい．

　治療者を上部機関や司法機関に訴えるということになれば，そこまで信頼関係が壊れてしまっていることを理由に治療関係

は終了とする．治療者の交代について要求された場合は，再度
担当医に率直に不満を話してもらい，折り合いがつくように試
みてもらう．それでも交代を求める場合は，同じ医療機関では
原則として交代できない旨を伝え，他の医療機関に移ってもら
うことを促す．治療の中断が危険な例を除いてはこのような対
応をとることになる．

　筆者の勤務する医療機関では，治療者と患者がともに治療者
交代を希望する場合に限って，例外的に治療者を院内で交代す
ることにしている．いずれにしても患者が治療者に不満をぶつ
けてくるときは，治療関係・信頼関係を深めるチャンスである
ことが多い．本音を言ってくれることから信頼は生まれる．

17 | 無理なことを要求してくる患者

　薬の要求以外にも，治療者に対して無理なことを要求してく
る患者は，面倒な患者である．正当な理由であれば厄介でも応
じる必要があるが，患者が目先の利益のためだけに，さまざま
な要求を次々と出してくる場合は注意が必要である．安易に引
き受けてしまうと次々とエスカレートしていくからである．対
応によってはより一層問題患者化させてしまう．基本は，患者
の治療のプラスになることは多少無理をしても要求に応じるが，
治療に関係のないことについてははっきりと断ることである．

　要求に答えられないとすることで，治療関係が気まずくなる
ことを心配する治療者もあると思われるが，できないことはで
きないとはっきり伝えることで信頼を深められることを筆者は
経験している．通らないだろうと思う無理なことが通らないこ
とは，患者自身納得のいくことである．それが通ってしまうこ
とで抑えが効かなくなっていく可能性が高い．患者によっては，
要求に対してゼロ回答であることで傷ついたり収まりがつかな
くなったりすることがある．その場合，「この要求は通りませ

んよ．ただし，このようなことなら検討できますよ」と返す方が適当な患者もいる．

　結局はいまだ治療関係・信頼関係ができていないために無理な要求を突き付けてくることを理解し，患者の言動に振り回されず，治療本位・患者本位に対応することである．そのような対応を続けていると無理な要求はなくなる．信頼関係のないところにコントロールや支配が蔓延（はびこ）る．信頼関係がないから無理な要求をしていることに留意し，対応を通して信頼関係を築くきっかけにできるとよい．

18 | 反社会的勢力と関係がある患者

　反社会的組織と関係のある患者，つまり暴力団関係者である患者は，厄介で関わりたくない患者の上位にくるのではないだろうか．実際に嫌な思いや怖い思いをした治療者は少なくないであろう．

　このような患者には，本書で繰り返し述べている基本的対応をきちんと行うことが大切である．そもそも暴力団関係者ということは，ひと昔前ほどではないが外見や物腰で容易にわかるものである．かつてはそのことを堂々とアピールする患者が大勢であり，入院時などに，刺青を見せないこと，乱暴な言葉遣いをしないこと，肩を怒らせて歩かないこと，組の名前をことあるごとに出さないことなどを要請したものである．ただ，最近の患者は，「いかにも」という特徴は目立たなくなっている．そして，概しておとなしくなっている．暴対法により，「怖がられること」にメリットがなくなっているからである．現役の暴力団員であれば，脅しの言葉によって容易に逮捕されかねない．

　筆者は，公的病院で薬物依存症・アルコール依存症患者を長年にわたって診てきたことから，これまで数えきれないほどの

このような患者を診てきた．その経験から対応のコツを述べて
おきたい．

　まず，基本は「暴力団関係者だから嫌だな，怖いな，無理な
要求をされないかな」などと先入観を持たないことである．「厄
介で関わりたくない」という思いで対応すると，それが患者に
伝わり，患者も対抗的となる．患者は自分が歓迎されないとい
う不安を持っている．まともに対応してもらえないのではない
かと緊張している．それを理解してあげることである．笑顔で
「ようこそ」という思いで穏やかに迎え入れることが大切であ
る．彼らは何らかの病気で症状があり，助けを求めて来院して
いることを忘れてはいけない．最初からクレームをつけに来て
いるわけではない．患者として困っているから頼ってきている
のである．この認識を治療者は忘れてはならない．

　患者は，いかに突っ張っていても凄んでいても，実は自分に
自信を持てていないことが多く，まともな人として対応されな
いのではないかという不安と疑念を持っているものである．だ
からこそ，彼らを「ひとりの尊厳ある患者として敬意をもって
関わること」を，一般の患者以上に意識して対応する必要があ
る．患者が安心できる対応が重要である．そして，「あなたを
分け隔てなく大切な患者として治療しますよ．あなたの味方で
すよ」という思いを伝えることである．

　患者は困っているから来院している．困っていることを改
善・解決しようと誠実に対応してくれる治療者に，患者は敵意
を向けることはない．対立することはない．もし関係が険悪で
あれば，それは患者がよっぽど被害的で治療者を受け入れられ
ていないか，これまで医療機関でまともな対応をしてもらえず
傷つけられてきたためであろう．治療者は陰性感情や先入観を
排除して当たり前に治療対応をすれば揉めるはずはない．

　治療者の何気ない不用意な言葉に傷つき，怒りや攻撃を向け

てくることがある．患者は，プライドを傷つけたり恥をかかせ
たりされると怒りや攻撃を向けるであろう．だからと言って，
望ましい対応は気を使ってヨイショすることでも，ご機嫌を取
ることでもなく，傷つきやすい患者に対していつも以上に誠実
に対応するよう配慮するということである．

　筆者は多くの暴力団関係者の担当を日常的に務めてきた．実
はむしろ彼らとの対応を楽しんでいることが多い．はじめは鎧
を纏ったハリネズミのように棘を立てて緊張して来院してくる
患者が，帰るときは笑顔でリラックスして礼を述べてくれる．
彼らこそ，いったん治療関係・信頼関係ができるとその関係を
大切にしてくれるように思う．容易に心を許せない社会にいる
彼らは，自分の思いを理解してくれて受け入れられる場所を求
めているのであろう．患者の方が治療関係を大切にしてくれる．
そして，家族や仲間を次々と紹介してくれる．そして紹介され
て来院した患者は，無理なことを要求したり攻撃を向けたりす
ることはない．礼を尽くせば礼で答えるというイメージである．
彼らは心許せる場所がきわめて限られていることから，「安心
できる居場所」と「信頼できる治療者」を強く求めている．

　彼らは暴力団関係者，犯罪者，社会の敵として，見下される
ことには非常に敏感である．そのような意識や先入観を持たず
にひとりの患者として対応することで，信頼関係を持ちやすい
人が多いことも強調しておきたい．彼らと信頼関係が持てれば，
多くはまじめで不器用な人たちであることがわかる．そして，
例外なく生い立ちで苦労している．傷ついている．しかし，
「根っからのワル」という人間に未だに遭ったことはない．彼
らにあったのは，やはり6項目の特徴であり，根底にある人
間不信である．「根っからのワル」と思われた患者であっても，
信頼関係を築いていくことによって劇的に変わりうる．

　彼らの存在は決して褒められたものではないが，生きづらさ

を抱えて突っ張って生きてきた患者とみるならば，違った姿を
見せてくれるものである．

B. 治療関係が築きにくい患者

1 治療者を信用できない患者

治療者を信用できない患者とは，厄介で関わりたくない患者のほとんどに共通してみられる特徴である．治療がうまくいかない理由の大部分は，信頼関係ができていないことによると思われる．そういう意味では，治療者を信用できない患者にどのように対応するかは最重要課題である．そもそも患者は人を信用できないから精神的に病んでしまう．そして精神的に病んでしまうとさらに人を信用できなくなる．問題行動・暴力行為を繰り返す患者は，総じて人を信用できない患者である．人を信用できないから人に癒されることができない．

人を信用できない患者にどのように対応すればいいのだろうか．まず，治療者は患者を歓迎しているという姿勢を示すところから始まる．穏やかにそして真摯に誠実に対応する．決して敵ではないこと，患者を見下すのではなく人として敬意を持っていることを示す．治療関係ができていないのに最初からダメ出しをしたり責めたり命じたりしてはいけない．それだけで反発を招いてしまう．患者の困っていることを理解したい，患者がどのような人なのかを理解したい，患者の思いを理解したいという率直な態度で関わる．ここで大切なのが傾聴と共感であることはよく指摘されているところである．治療者は患者の味方であり，患者の抱える困りごとを解決するために存在することが受け入れられたとき，治療関係は前進する．その際，患者の一方的な要求に答えられないのと同様に，治療者が患者の意向を無視して無理に患者を変えようとしてはいけない．患者の望む方向に寄り添いつつ，誤った方向に向かおうとする際には

56

懸念を伝えるくらいのスタンスが適当である.

　治療者が患者に信用してもらうためには，治療者が信じるに足る人間でなければならない．つまり，治療者が家族や職場の同僚や交友関係などで，他者と信頼関係を築けていることが前提となる．これらの人たちと良好な関係を持てずに患者とだけよい関係を築くことはできない．さらには，治療者が周囲の人たちと信頼関係を持てて，その人たちから癒されていなければ，患者を癒すことはできない．患者も治療者も同じ人である．人としては同じであることを理解しておくことが必要である．患者を思うようにコントロールしようとしてはいけない．謙虚さを失わず，人としては対等の立場であることを忘れてはいけない．患者に無理強いせず，患者の主体性を尊重して，患者の病気や苦痛の改善を願っているならば，ゆっくりとでも信頼は生まれてくるものである．それを粘り強く待ち続けることがコツであるといえよう.

　どんな商売でも客の信用を得なければ物を買ってもらえないであろう．患者は客であり治療者はサービスを提供する立場である．サービスを提供する治療者が，患者を見下していたり親切でなかったり求められる期待に応えられなかったりしたら客は離れる．医療はサービス業であるという意識が必要であると思っている.

2 ┃ 治療者が陰性感情を持ってしまう患者

　治療者が患者に陰性感情を持ってしまった場合，早期に解決しておかないと治療は失敗に終わる．治療者も人間であるから，患者に対して陰性感情を持つことは自然なことである．しかし，プロフェッショナルとして治療に関わるからには，そのような感情は自身で解決しなければならない．その際にどのように考えればいいのであろうか.

　コツとしては，患者の弱さ，生きづらさ，孤独感，自信のなさ，人に頼れなさ，不器用さを診るように意識するとよいと思う．そして，患者の生活歴，家族歴，現病歴から，患者がいかにその環境で生きてきたかを想像する．問題行動や犯罪歴のある人たちのほとんどに生育上の困難，逆境体験があると考えられる．虐待，いじめ，性被害，裏切られた体験など，人から傷つけられたり頼れる環境でなかったり味方が誰もいなかったりという事実が見えてくるはずである．

　総じて，彼らには「安心できる居場所」がなく，「信頼できる人」もいなかったことに気づく．「人から癒されなければこのような人になっても仕方がない」「このような生い立ちを過ごしたらこんな問題は抱えるだろうな」と思えれば，患者の言動や行動を理解しやすくなる．そうすると，患者の問題行動は人間関係が不器用であるために，このような形でしか表現できないことに気づく．彼らは自信を持てない．しかしそんなことを他人に知られたら傷つけられる，舐められると思うから虚勢を張る．弱さを隠すために威嚇したり暴言を吐いたり突飛な問題行動を起こす．逆に，過剰適応をして限界に達した時に破綻する場合もある．

　筆者のこれまでの臨床経験において，数多くの覚せい剤依存症患者や何度も服役を繰り返してきた患者の治療をしてきたが，「根っからのワル」「どうしようもない悪人」に出会ったことはない．はじめはそのように見えた患者も，関係ができてくると変わってくる．本来の心の内を見せてくれるものである．人間不信から分厚い鎧兜を被っているのだと思っている．敵でないことが信じてもらえると，人懐っこい穏やかな表情をみせてくれることが多い．この世にはまったく心が通わない人間もいるのかもしれない．それであっても，ごく稀な例であると感じている．治療者は「この患者はダメだ」と決めつけた段階で，信

頼関係は築けず，患者がよい方向に変わる可能性は消えてしまうのである．

　彼らの生育歴には，短期間であっても頑張っている時期があるはずである．認められたいと人一倍努力した時期があるはずである．そして挫折する．それを認めたくなくて今度は悪い道へと進むことも多い．非行に走るのはどこにも居場所がないからである．強い者には反発するか迎合するしかない．対等の関係は持てない．上下関係でしか人をみることができない．そして気を遣う小心者の自分を知る．不器用な努力は効を奏せず引きこもりに向かう者も多い．このようなストーリーが多くの問題行動や犯罪行為を起こす患者に共通してみられる．彼らのどこにも信頼関係は見当たらないのである．

　このような事実が治療者に見えてくると，患者は治療や支援が必要な人間であることがわかる．そして何を支援する必要があるかも見えてくる．彼らに欠けているのは，「安心できる居場所」と「信頼できる人間」である．つまり，人から癒されることができるようになることである．治療者はやはり信頼関係を築くことに専心すればいいのである．

3 ｜ 知ったかぶりをしてくる患者

　知ったかぶりは自信のないことを気づかれないようにカモフラージュする目的がある．あるいは，治療者に舐められたくない，一目置かれたい，優位に立ちたいという思いの表れであることも多い．そのような背景に気づいたならば，患者の自尊心を傷つけることがいかに危険であるかが予想できるはずである．患者が知ったかぶりをするのであれば，その鼻を明かすのではなく，患者の言うことを受けとめる．「よく知っていますね」「すごいですね」と褒めておく．決して批判しない．肯定的に受けとめつつ，知ったかぶりをしている部分とは別のよい点を

探してでも見つけて患者に伝える．治療者から患者のいい点を認めてあげる．それを続けていると，患者は知ったかぶりをしなくなる．する必要がなくなるからである．

　そんなことをしたら，患者は調子に乗って鼻持ちならなくなるという懸念があるかもしれない．しかし，その心配はない．患者の存在を丸ごと認めてあげられるようになると，知ったかぶりをしないだけではなく，正直な思いや自分のダメなところも話してくれるようになる．治療者が患者を褒めること，認めることが人を正直にするのである．人は無条件で受け入れられ認められることで正しい人になっていくのである．しかし，多くの場合，この正反対の対応を取ってしまいがちである．このことは肝に銘じておきたい．

4 ｜ 自閉的で孤独な患者

　自閉的で孤独な患者の多くは完璧主義者である．仕事に出ると人一倍働かなければならないと信じている．余裕がない．全力でやるしかない．失敗は許されない．だから苦しい．苦しいから勝負を回避する．引きこもっている患者は，社会に出たとき，きちんとしていないと誰も受け入れてくれないと思い込んでいる．完璧主義者は掃除をすると必ず大掃除になってしまう．適当に汚れたところだけきれいにしておこう，散らかったところだけでも片付けておこうという発想ができない．「普通」ではダメだと思っている．「普通」では怖くて仕方がない．何が「普通」かわからない．人よりできていないといけないと思い込んでいる．結果として人並みにはできない．そして再び引きこもる．

　自閉的で孤独な患者の多くは人間不信者である．人は自分の味方だとは思っていない．油断すると傷つけられると警戒している．誰にも心を許せない．だからひとり引きこもっていると

きしか安心できない．このような患者にとって，社会は槍が飛び交っている戦場のようなものである．怖くて仕方がない．だから身を潜めて引きこもり自分の存在を消している．

このような患者の治療的対応は，引きこもって自閉的な生活をしていることを決して責めないことである．責めることは引きこもりの環境を脅かすことになる．家や自分の部屋も安心できる場所ではなくなってしまう．患者にプレッシャーを与えて追い詰めると病状を悪化させるであろう．対応としては，現在の状況を認めてあげることである．引きこもっている必要がある，引きこもらざるを得ない必要性を認めて保障してあげることである．彼らは社会に出たいと思っている．しかしできない．不安であり自信がない．そして社会には味方がおらず敵ばかりであると思い込んでいる．誰も味方がいない．家族が，「仕事をしろ！」「いい年をして何をやっているんだ！」と責めると，その途端敵になる．家庭内暴力はこのような構造で起こることが多い．彼らにとって最後の居場所もなくなる危機である．

対応のコツは，患者を丸ごと認め，現状を認め，どうしたいかを話してもらい，治療者が味方であることを伝え続けることである．そして，同意なしに患者を脅かす行為はしないことを約束する．味方かもしれないと思ってもらわなければ本音は語られない．逆に本音を語ってもらえるようになったら治療関係ができてきていることになる．患者をコントロールしようとせず患者の望む方向に寄り添い付き合い続ける．患者は引きこもっている自分でいいとは思っていない．不安で出られないのである．

患者が動き出すエネルギーと準備ができれば自ら動き出すものである．治療者はその足を引っ張らず粘り強く付き合えればいいのである．そして患者に何が起きているかを家族に伝え，理解を得るための通訳になることである．このような関わりを

続けていると劇的に変化を見せる例を筆者は目の当たりにしてきた.

5 嘘が多く人にいいところしか見せられない患者

嘘が多い患者や，人にいいところしか見せられない患者は，自信がなくて人を信じられない．嘘をつくのは，事実のままだと自分を認めてもらえないと自覚しているから，あるいは失敗を責められることが怖いからである．いいところしかみせられないことも嘘と同じ理由による．いずれも正直ではない．人に対して正直でなければ，人と信頼関係など結べるわけがない．つまり，嘘が多かったりいいところしか見せられなかったりするということは，偽りの自分で生きているということでもある．こんな人には人は寄ってこない．心が通じない．だから孤独である．人に癒されるための信頼関係を誰とも結べない．結局，患者は大切なものを得られず損をしていることになる.

では，治療者はどうすればいいのか．患者の背景を理解し，患者を責め立てず，患者のありのままを受けとめるように努める．患者がごまかしているところには関心を示さず，患者が気づいていない良い点を見つけて患者に伝える．とくに患者が正直さを見せた際は見逃さずに必ず指摘する．これを繰り返していると患者は変わり始める．自ら嘘を認めたり，自分の欠点を話したりできた際は，その正直さを十分褒めるとよい.

人は変われる．それも人との関わりにおいて変わることができる．患者の不正直さを責めるのではなく，患者の正直さを探してでも見つけて伝えることで，患者は自ら変わろうと動き始める．これが人の力であると思う．患者が嘘をついている限りは人とはつながれず，したがって人から癒されない．だからエンパワメントできず良い方向に変わることはできないのである.

6 自分は病気ではないと言い張る患者

　自分は病気ではないと言い張る患者がいる．このような患者は病識がないとされる．統合失調症や双極性障害の患者も含めて，誰もが自分は精神を病んでいるとは思いたくないであろう．たとえば，いったん統合失調症と診断されると，その人には一生統合失調症という病名がついてくる．いくら症状がなくなって寛解しても一度つけられた病名を消すことはできない．医療機関などでは，「統合失調症の○○さん」「双極性障害の○○さん」と呼ばれる．

　もし仮にあなたが統合失調症と診断されたとしよう．どんな心境になるだろう．「どこかで病名がわかってしまうのではないか」，「健常者は当たり前に対応してくれるのだろうか」，「強制入院させられるのではないか」，「友人には何といえばいいだろう」，「職場に診断書を出さなければならない．解雇されないだろうか」「資格は取れるのだろうか」など，日常の当たり前が崩れてしまう．診断される前と後では大きな違いがあることを理解する必要がある．

　つまり，身体疾患とは異なり，精神疾患に罹患するとさまざまな心理的負担を伴うことになる．当然，簡単には認めたくないであろう．これは自然なことである．病的体験は自分が病気であることを覆い隠して被害者として身を守る機能があるようにも感じる．

　そのような患者にどのように対応することが治療的であるだろう．筆者は，病気であるかないかを患者と議論しても意味はないと考える．無理やり認めさせる必要もない．ただ患者が困っていることに耳を傾け，苦痛が軽減する手助けを続けていくことである．

　患者から診断名を尋ねられたら，「現時点では○○という病

気を疑っています」と伝えればいい．自分の病気を積極的に知りたい患者にはきちんと説明することは大切である．積極的に病気を受け入れて対処したいという患者に対しては，十分な疾病教育を提供する．要は，認めたくない，あるいは認める準備ができていない患者に対して，無理に認めさせることのマイナスが大きいということである．患者が病気を受け入れる準備ができることを待てばいいのである．治療の必要性を共通の認識にできていれば，病名にあまりこだわることはないように思う．「精神の病気」「精神病」をいたずらに強調することも敢えてする必要はない．現状では，あまりにも社会の偏見やスティグマが強いからである．治療につながっていることが重要なのである．最低限治療を中断することのリスクを共有できていれば十分ではないだろうか．

　診断されることで患者が傷ついてしまう現状が問題なのである．精神分裂病が統合失調症に，アルコール中毒がアルコール依存症に，そしてアルコール使用障害（DSM-5）に病名が変わることで，患者や家族が救われるのであれば，積極的にそのような配慮を進めるべきである．精神疾患のスティグマを軽減していくこと，なくしていくことの重要性はとても大きい．

7 ｜ 受診に拒否的な患者

　受診に拒否的な患者は少なくない．筆者が主に診ている依存症患者も受診に抵抗があることが多い．「自分は病気ではない」「精神科に行くほどひどくない」「入院させられるんじゃないか」「たまたまちょっと飲みすぎただけ」などと抵抗を示す．彼らが受診に抵抗を示す理由は理解できる．①精神科の患者になることで自尊心が傷つく，②受診すると無理に酒や薬物をやめさせられると不安になる，③精神科で何をされるかわからないと恐怖を感じる，④「アル中」「ヤク中」のレッテルを貼ら

JCOPY 498-22930

れて羞恥心を持つ，などであろう．いずれも自尊心が傷つき，自分の意に反して無理に変えられることへの不安と抵抗であることがわかる．

それではどうするか．筆者は依存症患者に対して「ようこそ外来」と銘打って外来治療を行っている．そこでは，①患者が受診したことを評価・歓迎する，②本人の困っていることに焦点を当てる，③無理にやめさせようとしない，④飲酒，薬物使用を症状と捉え決して責めない，⑤治療を続けてもらうことに十分配慮する，⑥覚せい剤の使用があっても通報しないことを保障する，⑦外来が正直になれる場所になるよう安心感を提供する，などである．これらが他の疾患の患者にも参考になるのではないだろうか．ちなみに，覚せい剤については使用・所持に関して医療機関や医師に通報の義務はない．医師の裁量に委ねられている．だから依存症治療が可能なのである．

受診に拒否的な患者への治療的対応としては，いかに安心して受診してもらえるかを配慮することである．決して患者を責めたり強要したりせず，患者をひとりの尊厳ある患者として敬意をもって接することである．「けしからん！」と批判するのではなく当たり前のこととして捉え，患者に安心感・安全感を持ってもらえるように配慮する．受診してくれたことを正直に喜び，また来てほしいことを伝える．中断してもいつでも来院しやすい雰囲気を伝えられるとよい．受診を拒否する自由はあることを認めつつ，困っていることの解決のために「通院してほしい」，と投げかける．次回の予約を，少しでも通いやすかったり空いていたりする時間帯に設定する．

ただし，最も重要なのは，初回の診察時に誠心誠意患者のことを考えて信用してもらえるように対応することである．細かい情報を集めることよりも，治療関係が少しでも築けるように対応する．その際に大切なのは，患者への共感である．

8 「特別を」要求する患者

　何かにつけて「特別扱い」を求める患者がいる．これも厄介な患者であることが多い．政治家やお偉いさんの紹介で VIP 扱いを期待することもある．また，治療の最初に金品を渡そうとする場合もあるだろう．患者本人がそれを期待している場合と，家族が期待している場合とある．いずれにせよ，「特別扱い」を求めるのは，医療への不信感を伴っていることが多いように思う．安心できないから「特別扱い」を期待するのであろう．通常の治療では納得のいく対応を期待できないという不安もあるのであろう．さらには自分の都合のいいように無理も通してもらいたいという期待もあるだろう．

　このような患者の心境を理解して，当たり前に対応することが大切である．要は安心感を提供できればいいのである．患者・家族の不安と期待を読み取り，彼らが納得のいく丁寧なサービスを提供できればいいのである．「特別扱い」を望んでいる患者・家族でも，治療が順調に進めば安心してもらえるはずである．

　むしろ政治家やお偉いさんから紹介されて受診したからには，簡単に医療機関を変えることはできないであろう．治療者は，治療対象となる全ての患者は「特別扱い」されていると感じる程度に誠実に対応したいものである．

9 治療者に対して恋愛感情を表明する患者

　治療者に対して恋愛感情を表明する患者も治療が滞ることがある．患者が治療者に適度な陽性転移を持つことはしばしばみられることであるが，恋愛感情があることを告白してきた場合，それを治療に生かせる場合と治療関係が破壊される場合とがある．前者は，ポジティブな感情を治療者に持っているのだから，

JCOPY 498-22930

恋愛関係に流されることなく良い治療関係を維持できればいいことになる.

　患者に対して，ポジティブな感情を持ってくれたことは嬉しいこと，しかし恋愛感情に答えることはできないこと，恋愛感情が抑えきれない場合は治療に悪影響を及ぼすことを伝え，治療者としてそのようなことは避けたい旨，誠実に説明する．それでも恋愛対象としか見られない場合は治療関係の危機である．エスカレートして治療にならなくなった場合は，主治医の交代や医療機関の変更を提案せざるを得なくなる．患者が治療者に恋愛感情を持つこと自体は特別なことでも責められることでもない．ただし，治療に悪影響がある場合は考えなければならないということである．

　誰も信じられない患者，不安が強い患者，本音を話したことのない患者にとって，きちんと話を聴いてくれ，親身になってくれる治療者は，患者にとって恋愛対象になることが多いだろう．しかし患者の多くは恋愛感情を抑えている．気づかれないように振る舞っていることも多い．恋愛感情を隠すのは表明して振られることが怖いからである．現在の治療関係が壊れることが怖いからである．それでも恋愛感情を表明する患者は，感情のコントロールができないか，病状により抑制が外れているか，自虐的な傾向を持っているか，逆に自分に自信があるかである．

　治療者は，冗談めいての告白であれば「ありがとう．嬉しいね」と明るく返し，深刻に告白された場合は，「ありがたいことだけど治療関係が持てなくなるので付き合うことはできないんだよ」とでも返す．まじめな告白の後に治療関係がぎくしゃくしないように配慮することが必要である．患者が傷つかないように，見捨てられ不安を刺激しないようにすることが大切である．

　ただし，待ち伏せなどのストーカー行為や脅しなどに変質した場合や，恋愛妄想に発展した場合などは，治療関係を続けることは難しい．職場全体の問題として治療者の安全を守ることが優先される．

10 │ 治療者に被害妄想を持っている患者

　患者が治療者に対して被害妄想を持つ場合，当然治療は行いにくく難渋するであろう．被害妄想を周囲の多数の対象に対して持っており，そのなかに治療者が含まれる場合と，対象が治療者に限定していて具体的に妄想を訴える場合と分けて考える．

　誰もかれも信用できず自分を陥れようとしている，という内容の妄想はしばしば精神科救急場面などでみられる．非自発的入院の対象となることが多く，速やかに薬物療法を施され，症状が落ち着けば治療関係を結ぶことができるであろう．このときは，患者に安心してもらえるように病棟スタッフ全員で誠実に関わる．薬物療法のみに委ねる対応ではなく，並行して信頼関係を構築していくことが患者の不安を軽減していく．その際に，非自発的入院であっても患者の意向は十分取り入れ，患者がどうしたいか，どうすれば行動制限が解除していけるかなどについて話し合いたい．病状が極期の時を除いて，患者の主体性を大切にするスタンスを取り続けることで，患者は安心して委ねてくれることが多い．

　この時の対応を丁寧に行わないと，患者にとって入院治療は心的外傷体験となり，後の治療にも悪影響をもたらすことに留意する．特に最初の入院は重要である．退院後のことを踏まえた治療関係作りを大切にしたい．

　治療者個人が妄想対象となっている場合は別に注意が必要である．被害妄想を持たれるには何か理由があるはずである．それが必ずしも明らかにならなくても治療者は振り返りを忘れて

はならない．被害妄想対象となっている治療者が，患者を治療するということは困難を伴う．薬物療法も受け入れてもらえないことが多い．強制的に薬剤の投与を行うことで，さらに関係が悪化することもある．それでも薬物療法が効いてくれればいいが，なかなか効果が得られない場合治療は滞る．

　治療自体に被害的になっているとすれば，治療者は主たる妄想対象になるはずである．このような時は，多職種で良好な接点を持つべく関わることが重要である．最も話が通じやすい治療スタッフとの接点が関係改善に有効なこともある．被害妄想の対象である治療者は前面に立たず，対決になることは避け，誠実に関わり続ける．チームによる治療が有効である．

　患者が治療者に対して被害妄想を持つことは，患者にとって不幸なことである．このような状況が対応を工夫しても長く続くようであれば，治療者を交代することも必要になる．あるいはダブル担当としてサポート医が入ることもある．

　このようにして治療が進むと被害妄想は落ち着いていくはずであるが，妄想性障害のように燻（くすぶ）ったまま被害的な構えが払拭できない場合もある．精神科治療で最も重要な信頼関係の構築ができないのであれば，治療者あるいは治療機関を変えることを検討する必要である．

11 | LGBT・薬物依存症・HIV 陽性の患者

　LGBT に対する苦手意識は，もっぱら治療者のスティグマによるものであろう．最近，社会の彼ら彼女らに対する違和感は軽減しつつあると思われるが，治療場面に登場した場合，治療者が慣れていないと構えてしまうかもしれない．偏見や先入観を持たずにひとりの患者として当たり前に関わればいいのは，他の患者と同じである．

　ただ，LGBT の患者は，これまで自分自身に違和感を抱いて

いたり，劣等感を持っていたりすることは少なくない．LGBT であることを誰にも話せず，葛藤を抱え，人間関係自体を避けてきた患者も多い．そのため，さまざまな精神的問題を持っていても不思議ではない．孤独や不安，自尊感情の傷つきから，情動面，行動面の問題を伴うことになる．

さらに，依存症治療場面では薬物依存症が多い．同性間でのセックス時に薬物が使われる．社会的に信用を得ている人が，いきなり薬物問題で逮捕される例の中には LGBT 例がみられる．覚せい剤や危険ドラッグに指定されている薬物を使用することで，治療者からはスティグマが強化される．そして，同性間セックスによる HIV 感染症のリスクが高いということもこれに加わる．

このように，LGBT，薬物依存症，HIV 感染症と，スティグマを持たれやすい条件を何重にも抱えることの患者のストレスは計り知れない．正直になれることが信頼関係を築く第一歩であるが，正直になりにくい要素がこれを妨げている．このような患者に対しては，治療者がどのような意識をもって関わるかに治療は左右される．治療者が試されていると言っても過言ではない．

HIV 感染症は不治の病ではなくなっている現在において，この 3 つの要素を抱えた患者であっても，精神科治療としては特別な対応を強いられるわけではなくなっている．患者は他者からスティグマを持たれやすく，自身に対してもスティグマを持ちやすいため，傷つきやすい傾向があることに十分配慮し，ひとりの尊厳ある患者として，患者が困っていることの支援を当たり前にできればいいのである．そのように対応できれば，患者も心を開いてくれるものである．彼らと接していると，有能で魅力的な人が多いことに気づかされるだろう．

12 治療者に対するクレームが激しい患者

　患者に人間不信が強く，怒りや敵意，被差別意識や理不尽な思い，見下されたくないという意識や被害感情などが強いと，患者は治療者の行うことの一つひとつに警戒し反応しやすい．これまでの治療や支援で傷つけられた経験があったり，人とのつながりに肯定的な思いを持てていなかったりすると，治療者の行為に悪意を持って解釈し反発することになる．ときにはクレームの内容が現実離れしたものであったり，支離滅裂でまとまらなかったり，妄想的であったりすることもある．しかし，何も言わないで拒絶されるより，思いを発信してくれた方がよっぽど関わりやすい面もある．

　また，治療者が受け入れがたい要求を執拗に繰り返してくる患者もある．これらの患者は，厄介で関わりたくない患者のなかでも大変な患者であることが多い．クレームにしても要求にしても一方的であることが特徴である．クレームや要求を激しく訴えていたかと思えば，何事もなかったかのように静かになる場合もある．

　クレーム患者のなかでも精神病レベルの病態で多いのは，双極性障害の躁状態，妄想性障害，統合失調症，中毒性精神病，認知症に伴う被害妄想などであろう．これらの患者は，適切な薬物治療により改善する可能性が高い場合もある．

　ただし，基本的な対応の姿勢としては，患者は不安が強く苦しいことを認識して，訴えを傾聴することである．治療者が批判的にならずクレームを傾聴する．メモを取りながら相手の目を見て真剣に受けとめる姿勢を示すことが大切である．嘲笑したりからかったりしてはならない．理不尽な批判を向けられると，まともに聴きたくなくなるかもしれないが，真摯に受けとめる．なぜなら，治療者は知らず知らずに患者を傷つけていた

かもしれないからである．あるいは誤解させるような態度を
とっていたかもしれないからである．ここは謙虚でありたい．
訴えが激しい場合や医療機関を対象としている場合は，複数の
スタッフで対応する．

　訴えの内容が把握できたら，その対応について考える．患者
の怒りが収まらないようであれば，できるだけ吐き出してもら
う．実は，それだけでもガス抜きになって患者は落ち着くこと
も多い．患者のクレームが修正するべきことであれば謝罪して
修正する．誤解を生んでいたなら丁寧に説明する．そのうえで
患者の納得いく方法について一緒に考える．この作業はきわめ
て大切である．なぜなら，患者に溜まっていた思いを十分吐き
出してもらい，それを避けずにきちんと受けとめるならば，そ
の後の信頼関係の構築がしやすくなるからである．そうなると
治療も円滑に動き出す．患者は治療者に不信感をもっていて，
納得いかないから SOS を出していると言えよう．患者が治療
者を攻撃することはよっぽどのことであると理解する必要があ
る．患者の内面を知ろうとするならば，感情を吐き出してくれ
ることはチャンスとなる．

　筆者の経験では，クレームが激しい時に，避けずにきちんと
丁寧に対応ができれば，その後の治療関係はむしろ良好になる
ことが多い．その意味では，患者に信用できる治療者かどうか
を試されているのかもしない．

　また，筆者が若いころ経験した例であるが，強面の薬物関連
の患者に対して，治療関係が築けたと安心し，彼に対してぞん
ざいな態度を自覚のないまま取っていたことがあった．患者は
怒りを抱えていたが言葉にはできなかったようであり，筆者自
身もまったく気づけなかった．ある日，彼の母親から切迫した
電話があった．「息子が，先生が生意気だからこれから殺しに
行くと言っている」とのことであった．実際にナイフを用意し

ていると聞いて，筆者も緊張したことを覚えている．結局，大事には至らなかったが，彼には心から謝罪した．彼も謝罪してくれ，その後，いい関係が続いている．

　関係ができていると勝手に思い込んで，知らず知らずに彼が傷つくような態度をとっていたのである．信頼関係が崩れていたのである．こんな経験をすると，怒りやクレームを直接言ってもらえる方が助かるという思いにもなるのである．

　繰り返すが，クレームは不安や不信感の表れであることが多い．この SOS に治療者はどのように対応するかが，治療を前進させるカギとなる．クレームを受けとめてもらえたと感じてもらえれば，患者の心は落ち着くことが多い．要求が通らなくても納得してもらえることも少なくないのである．クレームは，信頼関係を築くチャンスでもあることを知っておきたい．

13 言葉が通じない外国人の患者

　言葉が通じない外国人の診断や治療にも難渋することが多い．とくに救急対応を要する場合などは，他の医療機関では受け入れてもらえず，当センターを受診し入院となっている．言葉の問題や文化の違いなどどのように対応するかが課題となる．また，わが国の通常の常識から外れているからと言って，必ずしも精神医学的に異常と判断することはできない．このような患者にどのように対応するか．

　まず，何より言葉である．家族や同伴者に多少とも通訳の役割をしてもらえる場合は，随分と治療は行いやすくなる．患者も安心できるであろう．問題はそのような人が全くなく，拠り所となる人もいない場合である．混乱した状態であれば，閉鎖病棟への強制入院，隔離処遇，さらに身体拘束などは，不安感・恐怖感に圧倒されることは想像に難くない．被害妄想などの症状を持った患者が，言葉が全く通じない治療者たちに行動制限

をされる．自由が利かない．味方もいない．自分がその立場で
あれば，どうにかなってしまうくらいの恐怖であろう．このよう
な環境自体が，病状の改善を遅らせたり悪化させたりする要
因となる．

　このことを治療者は十分理解して，極力安心してもらえるよ
うに努めることが必要である．激しい錯乱状態であれば，速や
かに鎮静を行って休んでもらうことを優先する．多少ともやり
取りができる場合は，英語が通じるのであれば話せる治療者が
直接穏やかに説明を行う．治療者側の誰もが話せない言語であ
れば，翻訳機や説明文を使って，「敵ではないこと」「安心して
ほしいこと」「休養と治療が必要なこと」などを丁寧に伝える．
患者とのやり取りは終始穏やかに誠意をもって，それを態度で
伝わるように心がける．言葉が通じなくても信頼関係を少しず
つ築いていけるように対応したい．

　それでも，このようなやり取りだけでは情報収集に限界があ
る．患者の関係者に通訳ができる人がない場合，通訳の手配は
必要になる．その際，ボランティア団体などに依頼することに
なる．その場合，回数は限られるため，確認したいことは前もっ
てピックアップしておく．症状の聴取が主になるが，その他必
要な情報は少なくない．重要なものから円滑に聴取できるよう
に工夫しておく．その際に，患者の母国の文化において，患者
が訴えていることの病理性についても確認が必要になることが
ある．

　単身で来日している場合は，症状改善後の帰国の手配がある．
その際は大使館や航空会社，家族とのやり取りが必要になる．
家族とはこれまでは専ら国際電話でのやり取りであったが，最
近はソーシャルネットワークサービスを使い，お互いが顔を見
て会話できるようになった．

　いずれにしてもソーシャルワークが重要であり，やらなくて

はならない作業も多くなることから，職種を超えてチームで協力し合う体制が求められる．ソーシャルワーカーの腕の見せどころでもある．このような患者の治療に関わることで，チーム医療の喜びが得られることも多い．避けるべき患者としてではなく，厄介だけれどチームで対処しようという機運が醸し出されると，治療者間の信頼関係を深める機会となり，お互いに良い経験となるであろう．そのようなチームの関わりの中で，患者の病状は改善していくと考えている．

C. 症状がよくならない患者

1 薬物療法が効かない患者

　薬物療法が効かない患者も治療が滞る大きな要因である．治療者は薬剤を増量したり変更したり追加したりと模索する．しかし，それでも効果がみられない場合もある．病状が重く時間がかかる場合もある．ある程度期間がたっても改善の兆しが見られない場合，まず診断や見立ては正しいのかを見直す必要がある．さらには，薬物療法一本やりの力ずくの治療に陥っていないかを確認する必要がある．患者との治療関係はできているのか，患者は治療を納得して受け入れているのか，治療環境に安心できているのかなどを検討する必要がある．患者は人である．適当な薬剤を投与しておけばよくなるという単純なものではない．患者の心を大切にした対応をどんな治療場面でも大切にしたい．

　入院治療については，医療経済的理由で入院期間を短縮する必要性から「薬物療法がダメならすぐに修正型電気けいれん療法」とされることもある．また，難治性統合失調症治療薬であるクロザピンを早々に使われることもある．患者の苦痛が大きい場合はその適応となるかもしれないが，強引で乱暴な治療はその後の治療に傷を残すことが多いため十分注意を要する．

　外来場面で薬物療法が効かない場合，患者と良好な治療関係ができているか，丁寧な説明と同意を得られているか，実際に薬を服用してもらえているのか，などを確認しなければならない．怠薬や拒薬の有無の確認や服薬の促しについては家族や訪問看護などの協力を得る必要がある．症状が一向に良くならないと増量に増量を重ね，熱心に処方内容の変更を繰り返したが，

JCOPY 498-22930

結局，大量の薬が袋に入ったまま放置されていたという笑えない話もある．

　統合失調症や双極性障害などの精神病レベルの疾患には，「薬物療法中心」は常識になっているが，患者との信頼関係の構築を怠ってはいけない．薬物療法に偏りすぎた現在の精神科診療をみるにつけ，「人からの癒し」も薬物療法と同程度の治療効果が期待できるのではないかと密かに思っている．認知症患者に対するユマニチュード，急性精神病に対するオープンダイアローグ，慢性統合失調症に対するベテルの家の活動など，「精神病の治療＝薬物療法」などと単純化してはいけないと思う．患者は「心ある人」であることを忘れてはならない．

　薬物療法は症状を抑える．それによって患者の苦痛を軽減できる．それにより信頼関係を築きやすくなる．極論すれば，薬物療法は症状を癒し，信頼関係は人を癒す．両者ともに患者の苦痛の改善には重要であり，一方に偏ることはバランスを崩すことになる．前者に偏りがちな現代の精神科医療を危惧している．

　薬物療法が効かないと焦ってはいけない．足りないものは何か，を考える姿勢が大切である．それらを十分考慮してもなお改善がみられない場合は，あとは時間が解決してくれることを期待して待つ姿勢も必要であると思う．

2 一向によくならない患者

　治療を提供していても一向に良くならない患者がいる．治療者は焦ったり諦めたりしがちである．そこまでいかなくても治療に対して熱意を失いがちである．そのとき，治療関係は薄れることが多い．親身に話を聴くことは減り，通り一遍の治療が漫然となされるようになる．熱心に関わって強引に患者を変えようとする姿勢にも問題はあるが，熱意が失われて治療を顧み

なくなることも問題である.

　このような場合，多職種の治療関係者・生活支援者で問題や課題を見直す必要がある．よくならないにはよくならない理由があるはずである．さまざまな視点から検討されることで気がつかなかった課題が見えやすくなるであろう．小さなよい変化に気づく感性も大切である．症状がよくならなくても患者の苦痛を和らげる工夫はできないのか，患者が穏やかに過ごせる時間を増やすために何ができるか，患者は何に困っているのかなどの点に関心をもちたい．治療の目標は症状をなくすことではなく，患者がよりよく生活できることではないだろうか．症状が消退しても日々の生活が苦しくなったのではよい治療とは言えない.

　治療者が症状にばかり囚われて症状しかみていないと，患者の望むこととは乖離してしまうことがある．患者は症状に直接苦痛を訴えることは思ったほど多くはない．多くの患者が困っていることは，生活のこと，人間関係のこと，金銭のこと，家族のこと，仕事のこと，身体の健康のことなどであることが多い．治療者はそのことを理解して，症状だけに囚われず生活全体を患者の望む方向に進むように配慮しなければならない．治療者と患者双方の目標が異なっていると治療は頓挫する．良好なコミュニケーションを維持して信頼できる治療関係を持てていることが基盤となる．このことをおろそかにした治療は，患者の表面だけをなぞるようなものであり良い結果にはつながらない.

　たとえば，治療が行き詰まっていた患者に対して，患者がこれまでに最も楽しかったころの話をしてもらったり，写真を見せてもらったりすることがある．すると，自信をなくし希望を見出せなくなっている患者が，生き生きと話してくれる．そんな話をしているうちに，患者が自ら前向きに動き出し，症状も

消えた例もある．視点を変えたアプローチも検討することは治療の幅を広げる．症状をなくすことに囚われ過ぎてはいけないように感じている．

3 幻聴や妄想がとれずに苦しんでいる患者

幻聴や妄想が取れず苦しんでいる患者も少なくない．この場合も薬物療法にのみ囚われ，処方内容の変更だけを繰り返してしまいがちである．これは，がん患者の病巣が縮小しないため，さまざまな抗がん剤を次々と試みる姿に重なるように思える．まさに，抗がん剤が「当たる」ことを期待する．ここでも「当たる」か「外れる」かは重要ではあるが，それだけではないはずである．患者の治療に取り組む姿勢や意欲，副作用の強弱，生活の質の維持，周囲の人からの支援など，治療に関係する要素は多岐にわたる．がんの場合，病巣の縮小は最大の目的になるかもしれないが，それでも唯一絶対の目標でない場合もあると思われる．

幻覚や妄想などの病的体験が活発な場合，それを抑えることは最大の目的になるかもしれないが，優先するべきは患者の苦痛の軽減である．とするならば，薬物療法のみに偏った治療の在り方には，「症状だけ取ればよい」という発想になりがちである．「症状」を診て「病者」を診ていない．これは質の高い治療とは言えないだろう．治療者は患者の苦痛に寄り添う態度が必要である．その苦痛を軽減するために，薬物療法の強化や修正型電気けいれん療法を選択することもある．しかし，その場合であっても，苦痛に共感してくれる人があるということの重要性は決して薄れるものではない．

患者を大切に思い共感できる治療者が側にいるだけでも苦痛は和らぐはずである．このことを日常の多忙な臨床において，治療者はつい忘れがちになってしまう．信頼できる人との関わ

りによって，幻聴や妄想の苦痛であっても軽減することができることを忘れてはならない．治療者は，そのような幻聴や妄想が活発にあったら「さぞつらいだろう」「自分ならどうするだろう」という視点をもって関わりたい．治療者として患者に安心と安全をどうすれば提供できるか，人として何ができるかということを大切にしたいものである．

4 │ 強迫的で確認や保証を繰り返し求める患者

　強迫的で確認行為を繰り返したり保証を求めてきたりする患者は，厄介な患者として扱われやすい．筆者自身，最も対応を反省することが多いのが強迫的な患者である．繰り返し同じ訴えを聴かされると，患者の切実な不安は理解していてもぞんざいな対応になってしまいやすい．かつては患者に対して皮肉やからかいの言葉を発したこともある．さらに，強い不安が根底にあるため，こちらの提案を容易に受け入れてもらえない．きわめて「頑固」な患者と感じてしまう．長時間やり取りをした後は，顔も見たくなくなることもあった．ついつい責める口調になることもあった．そんな筆者の思いは当然，患者に伝わっていることであろう．その対応がまた患者を不安にしていたのではないだろうか．当時のことを今思うと反省してもしきれない．

　強迫症状は，患者自身の漠然とした不安を具体的な不安に置き換えて対処しようとしているものであると理解している．その意味では，「孤独な自己治療」である．その作業をあざ笑ったり茶化したりしてはいけない．それは治療者の態度ではない．このような思いにならないようにするために，患者の思いに共感することを忘れてはならない．治療的対応によっていくらかでも安心してもらえるならば，結果として強迫症状は軽減していくはずである．逆に不安を煽るような対応は，当然であるが

JCOPY 498-22930

病状を悪化させる．薬物療法で軽快する場合もあるが，全く反応しないことも珍しくない．力ずくで症状を取ることにだけ熱心になっても，治療はうまくいかないことが多いように思う．

　安心の軸が折れてしまったように感じている．不安で何かにしがみつこうとしても，摑むものがない感じであろうか．表面的な確認行為の執拗さに囚われず，得体のしれない漠然とした不安を，何とか抑えようとしている患者の苦悩を理解しなければならない．

5 ｜ 頑張りすぎて燃え尽きる患者

　頑張り過ぎて燃え尽きて破綻することを繰り返している患者は，驚くほど多い．戦意喪失して引きこもっている患者も，かつては頑張りすぎて燃え尽きた既往を持っている．彼ら彼女らは，やはり6項目の特徴を持っている人たちである．自信がなく人に見捨てられたくないことから，たとえば仕事に就くと，初日から全力で頑張ろうとする．引きこもっていた患者に典型的である．

　リハビリの期間もなく，いきなりトップスピードでなりふり構わず頑張る．マラソンのレースに出ているのに，100メートル走のスタートダッシュをしているようなものである．当然，続くわけがない．限界が来て動けなくなったとき，再び長い引きこもり生活に戻ってしまう．患者は，「やっぱり自分はダメだ」と傷つき自信をなくしていく．とにかく頑張り方が不器用である．誰が試みても続かないようなやり方しかできない．このようなことを何度も何度も繰り返す．学習できない．彼ら彼女らにとって，ゼロか100しかないのである．「ほどほどに」がわからないと口々に言う．20%，40%，65%などという程度に頑張るというコントロールができない．

　このような人たちにどのように対応するか．まず，頑張る力

があることは十分認める．ただ，その頑張る方法は誰がやっても続かないような無理な方法を採っていることが問題であり，もったいないと伝える．あなたがダメなのではなく，方法が不器用である旨を繰り返し伝える．続かないとせっかく頑張っているのにもったいないことを理解してもらい，一緒にプランを考える．たとえば仕事に挑戦したい思いが強いのでれば，イチかバチかではなく成功する方法を考えていこうと提案する．たとえば，仕事に就くと全力でやってしまい続かない患者には，週に2～3日，あるいは数時間の仕事から始めるなど，物理的な枠組みを作ることも一法である．

患者は長く仕事から離れていても，復帰の際はフルタイムの高給な仕事をさがしてくる．一気に挽回しないと恥ずかしいという焦りが見て取れる．段階を踏んで積み重ねていくというプランを受け入れてもらえるように働きかける．それでも受け入れてもらえない場合は，懸念を伝えて見守る．失敗を繰り返すなかから患者が少しずつでも受け入れられるようになればいいと思う．今はこのような方法しか取れないし，これまでも同様であったとしたら，強要してもうまくいくわけがない．ここでも信頼関係を築きながら患者を見捨てず寄り添っていく姿勢が求められる．

6 | 人格交代や解離症状を繰り返す患者

人格交代や解離症状を頻繁に繰り返す患者も，厄介で関わりたくない患者となる場合がある．人格交代や多重人格となると特異的な患者であると思われがちであるが，解離性健忘も含めた解離症状は臨床場面でしばしばみられる．

まず人格交代についてであるが，治療者によっては，一つひとつの人格について詳細に話を聴いて記録をしている例もある．これだと人格交代を促進してしまう可能性が高い．一方で本来

の人格が戻らないと意味がないとして診察を見送る例も見たことがある．いずれもあまりよい方法とは思えない．前者は人格交代を強化する方向に支援することになり，後者は診療行為自体の放棄と受け取られかねない．

　どのような人格が登場していても，治療者は一貫して落ち着いた誠実な対応に終始することが大切である．それぞれの人格のストーリーを興味本位に聴取することは，治療対応としてはよくないであろう．それぞれの人格を軽んじるわけではないが，どの人格にもきちんと同一の患者として関わり続ければ十分である．ただし，危険な人格が前面に出て問題行動に及ぶ場合は，問題行動の対処として先に書いた通りの対応をすればいいと考える．珍しがって興味本位の対応にならないことを強調したい．

　人格交代でなくても，解離症状が出ている場合は，自傷行為や自殺企図，遁走などの危険な行動に及びやすいことに留意して，落ち着いて対応し，患者に危険がないように配慮する．

7 ｜ 身体症状の訴えが執拗な心気的患者

　身体症状の訴えが執拗な患者にも閉口することがある．基本的に身体症状で訴える患者は症状が長く続く．心気的な患者は，寝ても覚めても苦悶様の表情で繰り返し訴えることが普通である．薬物療法は通常それほど効かない．強迫的な患者と同様に，訴えを聴いている側も嫌になってくる．嫌みのひとつも言いたくなる．家族も閉口している．多くはいくつもの医療機関を転々として，医療不信を募らせている．過去の医療機関の対応に恨みや怒りを抱えている場合もある．思わぬ攻撃性の発露に驚かされることもある．怒りや恨みが症状を強化していると思われることもしばしばである．納得いかない状況を身体疾患に帰しているようでもある．

　心気的患者は，この苦痛さえなくなればすべてがうまくいく

と訴える．この苦痛が続くなら死んでしまいたいと述べることもある．「死にたいくらいつらい」とは述べるが，身体症状の訴えに終始し，自分の気持ちを述べることは少ない．なぜなら，SOS は身体症状でしか訴えられないからである．気持ちの弱さを見せてはいけないと躾けられたり，弱音を認められない環境で育っていたりする例が多い．

心気的患者は，あたかも，すべての生きる苦痛や不安や怒りを身体症状でしか表現できないかのようである．だから執拗で大げさに見えてしまう．身体症状を訴えれば訴えるほど，周囲はまともに取り合わなくなる．治療者も同様である．自身の苦痛に共感が得られなければ得られないほど，訴えは激しくなっていくであろう．患者はより苦痛に表情を歪めるであろう．まずは，患者の苦痛を丸ごと受けとめる必要がある．苦痛への共感である．そのうえで，治療者には身体症状の背後にある患者の心の苦痛を理解しようとする態度が求められる．

このような患者に心の内を語ってもらうことは難しい．心に蓋をしているようなものだからである．このような患者には，身体症状の訴えをきちんと受けとめ，苦痛に共感し，それでもこれまで耐えてきたことを評価するところから介入する．

その際，触診や聴診，丁寧な身体症状の聴取は大切であり，精神療法的である．初期の関係作りには有用である．患者の苦痛を理解し，時間をかけて関係を築きながら，批判的にならずに味方であり続けることが大切である．薬物療法以外の方法も提案して試みてもらい，糸口を探しながら，症状がなくならない原因について推測していく．

このような関係を築きながら，心の問題について語られるようになりそれを受けとめてもらえると感じてもらえるならば，身体症状の訴えはその役割を終えるのであろう．それまで，身体症状の訴えに付き合い続ける忍耐力が治療者には求められる．

決して患者を突き放すような，嘲笑するような態度をとっては
ならない．それは，治療者が信頼関係の構築を自ら放棄してし
まう行為に等しいことを，肝に銘じておく必要がある．

　もちろん，身体的な疾患が隠れていることのないように定期
的に確認することは必要である．

8 ｜ 治療者に依存的で繰り返し入院を求める患者

　依存的で自分で決められず，頻繁に相談を持ちかけてきたり，
誰にでも相談を広げたりする患者も厄介な患者であることが多
い．概して，患者は相談を持ちかけてくるが，その提案を受け
入れるわけでもなく，自分で決定するわけでもない．相談自体
が日常のルーチンになっているとしか思えない例もある．

　このような患者の根底には，安心して信じられるものが何も
ないという問題がある．安心できる拠り所がないために，すべ
てが不安である．相談できることは評価してもいいと思われる
が，形だけで本人のためにはなっていない．一時的に退行した
患者にも同様のことが起こる．

　日常生活が行き詰ると入院を求めてくる．安易な入院は依存
心や退行を促進してしまうので注意を要する．生活能力に問題
を抱えていることもしばしばである．キャパシティが狭いので
容易に限界に達する．そのため入院の必要性の判断は大切であ
る．

　やはりこのような患者も先に述べた6項目を満たすはずで
ある．人を信じられず，見捨てられる不安が強い．他人も自分
も信じられない患者である．生きていること自体不安と言って
もいいであろう．このような患者は，不安障害を基本に，容易
に物質使用障害や気分障害，解離性障害，パニック障害などを
併発し，問題行動にも及びやすいので注意を要する．

　筆者は，自信がなく意欲がわかない患者に対し，日常的にい

くつか提案していることがある．そのひとつとして，患者に「やれたこと」を記録することを勧めている．小冊子やメモ帳に，その日できたことをメモしてもらう．たとえば，皿洗いができればそれを記録する．約束事としては何かひとつは必ずすることを課している．はじめから欲張らず，ただしゼロの日はないように続けて記録（メモ）してもらう．皿洗いを馬鹿にしてやめてしまう患者は何も変わらない．逆に，日々続けられる患者は，やれることも徐々に増えよい方向に変化していく．継続することで患者は自信をつけ，生き生きと前向きになっていく．

ひとりの尊厳ある患者として，治療者側が無理にコントロールしようとせず，本人が小さな成功体験を積み重ねられるように支援していく．失敗しても責めることなく，長い目で成長を見守っていく姿勢が大切である．

9 ｜ いくつも精神科合併症を持っている患者

筆者は長年，依存症の治療に携わってきた立場であることから，精神科合併症をいくつも持つ患者を多く診てきた．たとえば，薬物依存症とパーソナリティ障害，摂食障害，気分障害，不安障害，解離性障害，発達障害，精神病性障害，PTSDなどの合併はしばしばみられる．アルコール依存症の場合は，とくに気分障害，不安障害，社交不安障害，心身症（身体症状症）などの合併が多い．このような多くの精神科合併症を持つ場合，根本に共通の問題があると考えるべきである．それが対人関係の問題である．それは幼少時からの安心感・安全感のない生育環境の影響を受けていると考えて間違いない．

幼少時からの虐待，いじめ，性被害など，安心して人を信じていいという確信を持てず，ひとり孤独に生きてきた例が驚くほど多い．その頑張りができている間は社会に適応をできていたが，行き詰まった時に誰にも助けを求められない．そこで人

は破綻してしまう．自分で頑張れなくなったら終わりなのである．人を信頼して頼れないから，依存症やアディクションに向かうのは自然なことである．依存症やアディクションは先にも述べたが，「人に癒されず生きにくさを抱えた人の孤独な自己治療」だからである．

　精神科合併症がいくつもあるということは，その根本に人間関係の問題があり，人に癒されないためにさまざまな症状を出しているとみることが自然であろう．彼らは，「自分に自信を持てない」「人を信じられない」「本音を言えない」「見捨てられる不安が強い」「孤独で寂しい」「自分を大切にできない」などの特徴を持っている．さまざまな合併精神疾患の患者に対して，この6項目を尋ねてみてほしい．正直に答えてくれる環境にあれば，ほとんどの精神疾患に苦しんでいる人たちは認めてくれるはずである．

　さまざまな診断名をレッテルのように貼って終わりにしたり，治療困難な患者として棚上げしたりしないで，その患者の理解を深め，個別性を重視したオーダーメイドの治療プランを検討する姿勢が大切である．

　いくつもの精神科合併症を持つ患者の対応としては，患者の発するSOSの深刻さを理解し，一つひとつの表面に出ている症状に囚われ過ぎずに，根本にある対人関係の問題の改善に忠心することである．表面の症状だけ見て対処していても，所詮「モグラたたきゲーム」のごとく症状が移っていくだけだからである．やはりここでも治療者は患者との間に信頼関係を築いていくことの重要性を強調したい．これが対症療法ではなく根本療法であると考えている．

10 | 保護室での隔離が長期になっている患者

　保護室での隔離が長期になっている患者に対してどのように

関わればいいのだろうか．隔離が長期化しているには理由があるはずである．そして長期化するとますます隔離を解除しにくくなる．漫然と隔離をすることのないように治療者や治療チームが意識していることが重要である．

　隔離が長期化する患者側の理由として，易刺激性，衝動性，他患への迷惑行為，暴言・暴力，自傷・自殺企図などが挙げられる．患者が著しく混乱していたり不穏だったり危険な行動が予想される場合は，隔離は適切に行う必要がある．しかし，このような状態が落ち着いたら，治療者は隔離解除ができないか常に意識していなければならない．そもそも人が鍵のかかる殺風景な部屋にひとり閉じ込められていることは異常なことである．速やかにこの異常な環境から出られるように配慮することは治療者の責務である．漫然と「まだ危なそうだから」という理由で隔離を続けないように，患者の状態とリスクの評価を頻繁に行い隔離解除のための働きかけをすることが求められる．隔離とは人にとって異常なことであるという意識をもって，「隔離」を行うことに慣れてはいけない．

　病棟で日常的に隔離が行われている職場だと，どうしても安易に隔離を使ってしまう．精神科救急ではやむを得ない場合が多いが，問題は長期化させないことである．単に病棟でトラブルを起こさないために隔離しておくという考えは長期化につながる．そして，精神保健福祉法に抵触する．

　治療者自身が隔離された場合を想像することは，見えないことに気づく機会になる．どんな思いで隔離されているのか，不安ではないのか，寂しくはないのか，自由がないとはどんなことなのだろうか．病棟では治療者と患者の立場は，強者と弱者に分かれる．治療者は入院を強制する権利を持っており，患者を隔離する権利を持っている．退院を決定する権利もある．外出外泊の制限もある．場合によっては電話や面会の制限もある．

これで対等の関係を持つことは困難である．その強者と弱者との差を埋めることは，専ら治療者の良心に委ねられているのである．精神科治療者に良心と人権意識がなければ，治療の場は「地獄」になってしまう危険がある．だからこそ多職種で意識高く関わる必要があると言えよう．

　筆者はこれからの精神科医療の在り方に期待している．それは多職種での医療が広がっていること，そして精神科看護が高学歴化と共に発展していることからである．精神科看護は技術もそうであるが，患者に寄り添うということを重視し，第一線の現場での治療的対応に重きを置いている．行動制限の最小化も看護スタッフ主導で行われることが多い．人権に配慮した生活を支援する看護のさらなる発展を期待したい．他にソーシャルワーカー，公認心理士，作業療法士などがプライドをもって，医師と対等に議論できるならば，治療はよい方向に進むのではないかと考えている．治療者の都合のために患者の隔離を長期化してはならない．

11 身体拘束が解除できない患者

　隔離以上に患者に苦痛を与えるのが身体拘束である．人が身体拘束されることは隔離以上に尋常な状態ではない．しかし精神科救急病棟などで日常的に身体拘束を行っていると，この感覚が麻痺してしまう．このことには厳重な注意が必要である．一人ひとりの患者の立場に立った感性を持っていないと，身体拘束の解除が遅れてしまう．

　筆者は，精神科医療において身体拘束を直ちに全廃するべきとまでは考えていないが，相当数はなくすことが可能であると思っている．それを実現するために最も重要なのは間違いなく治療者の意識である．これまでは，たとえば，「不穏になる恐れ」があれば身体拘束を解除しないという医療機関は少なくなかっ

たのではないだろうか.「まだ心配」という理由で解除が遅れていたのではないだろうか.

そもそも精神科医療における身体拘束は,「現在不穏な状態で患者の生命にまで危険を伴い他の方法では対処できない」場合に限って施行される性質のものである.患者の不穏な状態が治まれば,その時点で身体拘束は解除されるべきものである.この大前提を厳守しないといけないのである.厚生労働省の指針はそのことを厳しく定めている.この原則をすべての医療機関で順守する必要がある.

身体拘束に関する筆者の経験を述べたい.筆者が勤務する埼玉県立精神医療センターでは 1990 年の開設当初から,不穏で緊急入院となった患者は標準的な対応として身体拘束を行っていた.入院時は多くの場合鎮静してから入院となった.そして体幹と四肢の身体拘束が行われ,同時に静脈内留置針を使い 24 時間持続点滴を行った.加えて膀胱内留置カテーテルを使用した.つまり,当面の間鎮静して眠ってもらいながら強力に薬剤投与を行い,精神症状を短期間で消退させようとしていた.この方法の方が患者の苦痛も少なく,治療時のトラブルやアクシデントも少ないと考えていた.患者の苦痛を最小にして,治療スタッフの負担も軽減できると信じていた.こうなると,緊急入院はどのような患者が来ても流れ作業のようにスムーズに進んだ.対応も迷わずに済んだ.手際よく上記の手技をこなすことに自負さえ持っていたことを覚えている.覚醒時はベッドサイドに就いて患者が安心できるように寄り添った.患者は身体拘束を取ってほしいと例外なく希望した.それに対して,筆者は「入院時いかに大変であったか.相当に神経が参っていたのだろう」と説明して,「しばらくはこの治療を続ける必要があるので,早くベルトが外れるように頑張りましょう」と伝えていた.それから少しずつ部位や時間を限って解除していく作

JCOPY 498-22930

業を行った．そして，すべて解除になった際に，「よく頑張りましたね．もう大丈夫ですよ」とよくわからない説明をしていたと思う．長らくは疑うことなくそれでいいと思っていた．その方法が最善であると信じていた．他の医師たちも同様であったと思う．

　身体拘束の場合，国が定めた指針では頻回な医師の診察及び看護師のラウンドが定められている．実際的には頻回な医師の診察とは1日2回以上とされる．また看護師のラウンドは1時間に4回程度，つまり15分に1回程度と規定されている．医師の診察はともかく，看護師のラウンドの頻度は現実離れしており，長い間現実とかけ離れた机上の空論を求められていると思っていた．実際にラウンドのアリバイ作りのような業務に看護師は葛藤を抱えていた．

　そこに深部静脈血栓症，肺塞栓症の事例が深刻な問題として考えられるようになった．当センターでも発症例が散見されるようになり，重篤な事例にも遭遇するようになった．かつてはその予兆を知る由もなかったが，Dダイマーのチェックが可能になると，頻回に行われるようになった．下肢の超音波検査の件数も格段に増えた．さらに身体拘束患者の筋力低下による転倒・転落の事例も課題となっていた，

　このような状況で，看護の身体拘束の問題に関する意識が高まった．新任の看護部のトップが，身体拘束を減らすことを重要課題として挙げた．行動制限最小化委員会でも各委員の意識が変わっていった．こうして，現場のスタッフは，「いつ身体拘束が解除できるか」から，「いま落ちついているので解除しよう」という視点に変わった．まだ若い看護師からこのようなセリフを聴いたとき，時代は変わったと実感した．治療スタッフは，常に「この身体拘束は外せないだろうか」という視点で患者をみるようになった．こうして身体拘束は激減した．身体

拘束をしても下肢の筋力低下を防ぐリハビリを早々から始めており，結果として転倒・転落も減少している．深部静脈血栓症，肺塞栓症に対しても予防対策に万全を期すようになっている．

身体拘束の意識が変わり事例数が激減した状況で，国が示す1時間に4回の看護師のラウンドが現実味を帯びてきた．かつては身体拘束患者が多すぎたため，机上の空論としか思えなかった指針が，現実に近いものになってきている．これらは治療スタッフの意識改革から始まった．かつての常識は現在の非常識であることを実感している．現在は隔離患者の減少が課題となっている．

このような変化によって患者は救われているのであろうか．少なくとも「拘束を取れ」，「いや，まだ取れない」というやり取りはなくなってきている．患者が当たり前に身体拘束されるような治療は，たとえ効果的であったとしても間違っていたと今は思う．精神科治療者は独善的な考えには警戒しなければならない．「患者さんのため」と付け加えるときに，その怪しさを知っておく必要がある．それよりも「人として尊重した対応・治療」になっているか否かが重要であろう．精神科治療は常にこのような危うさの上にあることを忘れてはならない．身体拘束を解除できない理由の多くは，治療者側の意識のなかにあると思う．

さらに，身体拘束はどうすれば解除できるかを，治療者と患者が話し合うという試みがなされている．身体拘束をせざるを得ない理由を伝えつつも，どうすれば早期に解除できるかを検討する．患者にも協力を依頼する．身体拘束の解除を，治療者と患者の共に目指す目標とすることは，一方的に治療者の権限で行うことよりも優れた方法であると考えている．

12 身体合併症が問題となる患者

　筆者の勤務する医療機関は，精神科単科の病院である．精神科医ばかりが20数名いるが身体科医の常勤は常に欠員である．このような状況で，以前より身体合併症が問題となる患者の対応に難渋している．依存症でいえば，薬物依存症は身体面の問題はないかあっても重篤なものは少ない．これに対して，アルコール依存症は全身のあらゆる臓器に障害をきたす．多くの合併症を持つため，入院時に多種多量の身体科で処方された薬剤を持参する光景は日常的にみられる．また，依存症治療の経過中に身体面が悪化して，治療中断せざるを得ないことも多くみられる．重篤な身体合併症を持っていると，なかなか精神科治療に専念できない．

　身体合併症を持つ患者は，アルコール依存症に限らない．身体面の問題は精神科単科病院の弱点でもある．近くの医療機関と太い連携ができていれば安心であるが，筆者が勤務する埼玉県は人口当たりの医師数が全国一少ない医療過疎県でもある．最近，ようやくいくつかの医療機関とのつながりができてきているが，かつては入院患者の二次救急レベルの疾患のため30カ所以上の医療機関を打診したが断られたという経験もある．

　現在は，入院する前に軽くはない身体的問題があることがわかっている場合は，まず身体科医療機関を受診してもらったうえで，精神科病棟に入院可能か否かを確認するようにしている．とくにアルコール依存症患者では何が起こるか予想がつかないこともしばしばである．また，アルコール依存症患者以外でも，精神科患者は自分の健康管理ができていない場合も多い．精神科は精神疾患だけ診ればいいとも言っていられない状況で，身体科医療機関との普段からの連携が重要であると痛感している．この連携ができていないと，身体合併症を持つ患者は，厄介で

関わりたくない患者の筆頭に挙げざるを得ないのである.

13 副作用が深刻で薬が使えない患者

薬の副作用が深刻で治療が困難な患者の治療的対応には苦労することが多い.信頼関係の構築による「人からの癒し」の重要性を強調してきたが,そんな筆者でも,薬が思うように使えない精神病レベルの患者には悩まされる.先に述べた「薬物療法が効かない患者」と同じ状況であるが,このような患者の場合,抗精神病薬を使えると症状はよくなる.しかし,副作用のため使えない.あるいは,苦痛を承知で症状と副作用を天秤にかけて患者と相談するしかない.

副作用の多くはアカシジアでありジスキネジア・ジストニアである.彼らは幻聴や被害妄想にも悩まされている.しかし,抗精神病薬のほとんどが副作用で使えない.しかし使わざるを得ない.彼らに修正型電気けいれん療法を行うこともある.それで解決してくれればいいが,効果が限定的であったり長く続かなかったりすると,悪化のたびに入院して電気けいれん療法を続けざるを得なくなる.

副作用の出にくい薬剤を少量使い,副作用止めを色々と工夫してもなかなかうまくはいかない.このような場合は,患者も苦痛を感じて処方薬をやめてしまったりするため,悪化を繰り返してしまう.いっそ抗精神病薬はやめてしまって別の方法を考えてみようと思うことさえある.こんなとき精神科治療における薬物療法の重要性を思い知らされる.

14 容易に怠薬して入院を繰り返す患者

精神科救急に繰り返し登場する患者の多くは,怠薬や治療中断して病状の悪化をきたした例である.そのなかでも怠薬は重要なテーマである.とくに統合失調症や双極性障害では,再発

防止は最も重要なテーマである．苦労して症状がようやく改善して退院となった患者が，怠薬して再度病状悪化をきたした場合，治療者はがっかりするだろう．そんな再入院を繰り返すと腹が立ってくるかもしれない．治療者が患者に陰性感情を持つと，命令や叱責，脅しのような対応に陥ってしまいやすい．

　どうして怠薬が起こるのであろうか．患者が服薬の重要性を理解していない，病識が十分ではない，服用を忘れてしまい規則正しく服用することができない，薬の服用自体に抵抗がある，薬の副作用や害が気になる，救急で入院したときに嫌な思いをした，精神科医療と手を切りたい，病気は治ったから不要である，などの理由が考えられる．

　怠薬があると，治療者は患者のせいにしている例をしばしばみる．ここでも患者と治療者との信頼関係の重要性を確認しておきたい．先に挙げたような理由はあるにしても，治療者が本人・家族などと信頼関係構築の上で，服薬の必要性を十分に理解してもらうことが不可欠である．これは治療の根幹に関わる大切な点である．治療者は，「怠薬する患者が悪い．自業自得だ」としてはならない．確かに患者には服薬を拒否する権利もある．その権利を保障したうえで，それでも服薬の必要性について説明を尽くさなければならない．

　ただ，この際に正論を押し付けるだけの対応になっていないかが重要である．非自発的入院の際は，圧倒的に治療者が患者より立場や権利で優位に立っている．早く退院したい患者は治療者に従順にならざるを得ない．抵抗や反発をしている状況では退院は認められないであろう．この従順さに騙されてはならない．本当に信頼できる関係ができているのか，患者は本音を語れているのか，そこに目を向けて関わっていくことが怠薬を防ぐことにつながるのである．

　怠薬は治療者の問題であるという認識を持ちたい．力ずくで

患者に服薬を強要する愚は避けたい．患者個人に任せられないのであれば，家族や訪問看護の支援を導入することもできるはずである．その工夫は軌道に乗るまで続ける必要がある．その基盤となるのが治療者と患者との信頼関係であることはいうまでもない．

JCOPY 498-22930

D. 患者を取り巻く環境がよくない患者

1 家族内で虐待を受けてきた患者

　家族内で虐待を受けてきた患者は，さまざまなハンディキャップを持っていることが多い．幼少時に家族，とくに親との間に信頼関係を築くことができて初めて生きる力を得られる．安心感・安全感の基盤を形成することができる．家族・親との信頼関係を基本に他人とも信頼関係を築いていくことになる．

　ところが，家族・親から虐待を受けた場合，この最も生きていくうえで大切な人に対する信頼感，そして安心感・安全感を得ることができない．子供は幼少時から家族・親を当てにせずひとりで生きていかなければならない．それはどれほどの苦難であろう．最も守ってほしい親に虐待をされるとはそういうことである．

　昔であれば，親から虐待されても祖父母や伯父叔母，近所のおばさん，兄姉などの誰かがサポートしてくれた．しかし，現代においては，核家族少子化に加え，隣近所との交流も乏しい状況で，子供は孤立を余儀なくされる．虐待が起こればそのまま子供に降りかかる．助けは求められず得ることは難しい．家族という危険な場所から逃げることもできず，虐待を受け続けるしかない．

　このような子供が生きのびるためには，優等生になるか，問題児になるか，ピエロ役になるか，引きこもるかしかない．子供はひとり懸命に生き延びようとするが，生きるすべを知らない．彼らに「安心できる居場所」も「信頼できる人間関係」もない．したがって人から癒されることはない．生きるすべを身に着けることもないまま一人生きていくことの苦難は，さまざ

まな形で表面化するであろう．精神疾患に罹患する者が多いの
は当然のことであろう．犯罪者となる確率も高い．虐待されて
きた子供は，大人になって暴力を振るうようになる．そして自
分に子供ができたならその子に虐待をする可能性が高い．性的
虐待に遭った女性は，「自分は汚れている」「もう終わっている」
と自己評価は著しく低くなり，薬物におぼれたり性風俗に身を
置いたり自分を傷つけたりする．

　家族内で虐待を受けた患者は，やはり先に述べたように，「自
分に自信が持てず自己評価が低い」「人を信じられない」「本音
を言えない」「見捨てられる不安が強い」「自分を大切にできな
い」の6項目が見事に当てはまる．このような問題を抱えて
生きることの苦悩を治療者は理解していなければならない．多
くの精神科的問題はこのような背景から生じている．このよう
な患者は，物質使用障害，気分障害，不安障害，摂食障害，パー
ソナリティ障害，解離性障害，適応障害などを容易に引き起こ
す．起こさざるを得ない面を理解した支援が必要である．

　何度も繰り返すが，このような患者の問題行動を叱責したり
禁止したりすることの愚を犯してはならない．彼らに必要なの
は信頼に裏付けられた人からの癒しである．治療者は信頼関係
を築くことを最優先して治療の基盤を作っていくことである．
それは容易なことではないが十分可能なことである．

2 問題のある家族で調整役を果たしてきた患者

　家族が安心できる環境にない患者は，その家族の中にいるこ
とが心の傷を深めていく可能性がある．たとえば両親の口論が
絶えない家族であったり，暴力が飛び交ったりするような家族
では，誰も安心感・安全感を持てない．家族が家族の役割を，
親が親の役割を果たしていない家族である．

　そんな中で，虐待を受けてきた患者については先に述べた．

虐待によって自身が傷つくだけならまだしも，その家族の中で幼くして調整役を担ったり，両親の関係を取り持とうとしたり，弟妹の世話をしたり，母の代わりに家事を担ったりする．大概，長女がその役割を引き受けており，自分を犠牲にして家族の崩壊を防ぐために一生懸命働き，一生懸命気を遣う．「優等生タイプ」である．

　彼女は不安でいっぱいであるが誰にも頼ることはできない．どれほど心細いことであろう．彼女は，「まだ小さいのにしっかりしていて偉いわね」「母親より母親みたい」「まだ幼いのに中身はすでに大人のよう」などと言われる．子供の自分を出せる相手も場所もない．大人のように振る舞うしかなかった．子供のように甘えたり，ぐずったり，わがままを言うこともなくがまんする．しかし心は不安でいっぱいである．このような例は，たとえば兄弟が障害を持っていたり病弱だったりした場合や，両親が共働きでほとんど家にいられない場合などでも起こりやすい．子供らしさを抑えてがまんし，家族のために頑張らないといけない点で共通している．

　彼女は懸命に頑張るが，いつか限界が来て燃え尽きる．破綻する時がくる．彼女は家を出る．未成年であれば家を脱出しても行く先は限られている．それは非行グループであったり，悪い大人の世界だったりする．そもそも家族内で「安心できる居場所」も「信頼できる人間関係」も経験していないので，何が安全で何が信頼できるのかがわかるはずがない．とりあえず自分に優しくしてくれるところが居場所であると思い込んでしまう．優しくしてくれる人が味方だと思ってしまう．

　しかし，そのような安心・安全は長くは続かないことがほとんどである．このような彼女と接点を持つ非行グループや悪い大人たちは，やはり彼女と同じ境遇である．つまり問題のある家族で生まれ育ち，信頼関係を築けない点で共通している．彼

らも 6 項目を満たす人間関係の問題を持っている．このような男たちと彼女との間で信頼関係は築きようがない．するとお互いに相手を支配しようとする．信頼を持てないから恋愛関係になると強烈な束縛と嫉妬の嵐となる．その際に暴力が起こる．結局，家を飛び出しても「安心できる安全な場所」はどこにもないことに気づく．

　自信と希望をなくし，アディクション的な問題行動に溺れていくのはこのような状況である．彼女の周辺に違法薬物が飛び交っていれば手を出しても何ら不思議ではない．彼女らは一度ならず死にたいと思い，自殺企図も起こしているであろう．自傷行為や処方薬の過量服薬も付き物である．覚せい剤に手を出せば，反社会的勢力ともつながる．風俗で働くようにもなる．

　男からは DV を繰り返し受ける．誰も信じられない状況で，自分の産んだ子供だけは裏切らないと信じて出産する．相手は通常刑務所に服役している．他の男性に自分を求められれば，「価値のない自分」を求められることで，「こんな自分でも必要としてくれる」と感じて断れず，自分を差し出す．そしてまた傷つけられる．さらに妊娠して出産する．生まれた子を育てる余裕はなく，実家や施設に引き受けてもらうことが多い．自分も薬物で逮捕されることを繰り返し，服役してさらに自己評価は傷ついていく．こうして，彼女が望んでいた「平穏な家族」はいつまでたっても得ることはできない．それは健康な家族のモデルを知らないからである．何がつらいか聞くと，彼女らの多くは「生きていることがつらい」と答える．

　このような患者を治療するために何が必要であるか．表面に出ている症状を薬物療法で抑えることはあまり意味のないことである．ただし，彼女らは人を信じられないため人には期待していない．よく効く薬，強力な薬を求める．それを使って感情を麻痺させて生きのびている患者は少なくない．会話を必要と

するキャバクラは苦手だからと風俗を選ぶ．そのために薬物で気分を変えないとやっていられないという患者もいる．

　治療的対応としては，これまで述べてきたことと同じである．ひとりの尊厳ある人間として誠実に関わることである．一切責めることなく，これまで生きてきた苦労をねぎらうことから始まる．「今日初めて会ったのによく話してくれたね」「薬物がなかったらとっくに死んでいたかもしれないね」「今日来てくれてよかった」「つらい思いばかりしてきて幸せにならないと割が合わないね」などと伝えるのみである．

　ちなみに，人間関係の問題6項目を初診時にひとつずつ空でゆっくり伝えていくと，4項目辺りで彼女らは目を潤ませることが多い．そして6項目を言い終わったとき，「全部当てはまります．どうしてわかるんですか」と驚いたように見返すことが十数年前から儀式のようになっている．「どうしてわかるんですか」と言うことは，これまで誰にもわかってもらったことがないことを意味する．目をウルウルさせて，どうしてわかるんですかと言ってくれた患者は，きちんと外来に通ってくれる．彼女らは人に絶望しているようで実は「自分を理解してくれる拠り所」を強く求めているのである．

　あとは，診察の場面を「安心して正直な思いを話せる場」にできるように治療を続けていくことである．違法薬物の使用や自傷行為・自殺企図などを決して責めてはいけない．それらは症状であり，症状を責めたり禁じたりするのは治療ではない．説教や叱責で病気は治らない．むしろ悪化する．こうして笑顔で軽口を叩けるような関係になれば，治療は軌道に乗っているはずである．

　きちんとしていなくても大丈夫なこと，いつも人の役に立っていなくてもいいこと，何度失敗してもいいこと，人に助けてもらってもいいことなどを，治療者は畏まらない雰囲気の中で

保障していくことが大切である．治療の場が，リラックスして笑ってもらえるような場所になるよう配慮をしたい．治療の場でのユーモアは大切である．

3 性被害・いじめ・暴力を受けてきた患者

　これまで幼少時の家族内での問題について指摘してきたが，必ずしも家族内の問題ばかりではない．家族内では良好な関係ができていても，信頼関係が破壊されることがある．人への信頼を根こそぎ壊されるのである．たとえば小学校や中学校でのいじめであり，性被害，暴力被害などである．人への信頼が失われると生きていく力が弱くなってしまう．ある面で PTSD と考えられる場合も含まれるであろう．これらの被害体験により人への信頼が失われると，人は味方から敵になり，安心感・安全感が崩れてしまう．これを立て直すことは容易ではない．ただし，元に良好な関係を家族などと築けていたならば，それを手掛かりに人間不信から回復することができるであろう．しかし，家族を心配させたくないという気遣いや，情けない自分を知られたくないという思いから，家族には話せないことが多い点に留意しておきたい．

　このような患者に対してどのように対応するか．やはり誠実に対応し，患者に敬意を払い，これまでに患者に起きたことを話してもらうように促す．無理に聞き出すことは危険であるが，話してもらえたならそのことを丸ごと受け入れる．患者が感じた悲しさ，怖さ，絶望，羞恥などをそのまま受けとめる．そのためには患者が安心して話してもらえるための準備が必要である．批判的ではなく，上から目線ではなく，教示的ではなく，共感をもって聴く姿勢を貫くことが大切である．本音を話してくれるということは健康なことである．話してくれたなら礼を伝え，傷ついた患者を気遣い，ここまで一人で生きてきたこと

を評価する．そして再び人を信じられるようになるための支援
を続ける．それは腫れ物に触るような対応であってはならない．
治療者自身も正直であることが前提である．治療者が人を信じ
られず本音を言えないようであれば，このような患者に関わる
ことは望ましくない．治療というよりはリスクになるかもしれ
ないからである．

　まずは治療者を信用してもらえるように努める．そして人は
信用していいことを伝えていく．一人で生きていくことには困
難が伴う．人には人に癒される権利があり人を癒す義務がある．
人は人とつながって人になるのである．人によって傷ついた患
者を救えるのはやはり人である．その役割を担うのが治療者で
あると思っている．

4 | 家族が治療に協力的ではない患者

　家族が治療に協力的でない患者について考えてみる．患者が
精神を病んで医療機関を受診しているのに，協力的ではない家
族とは一体どういうことなのであろうか．たとえば，問題を深
刻に考えていない，患者のことなどどうでもよい，世間体が気
になる，自分たちに非はない，自分のことで忙しいなどが考え
られる．

　いずれにしても，患者に対して家族が親身になっていないこ
とは明らかである．そして，家族が自分たちのことで精いっぱ
いで余裕がないという状況もあるだろう．患者の家族が患者の
治療に協力的でないということは，そのような家族と一緒にい
ても患者のためにはならないということでもある．患者が家族
と離れられるのであれば離れた方がいいと思う．でなければ，
折に触れて家族から傷つけられる可能性が高いからである．患
者にとって家族から協力を得られないということは傷つく体験
となる．それでも患者は親から離れることはできないことが多

い．たとえ傷つけられたとしても，患者は常に親との間に良好な関係を持てることを望んでいるものである．

　治療者としては，患者の置かれた状況を家族に説明して理解を得られるように試みる．しかしそれが理解してもらえず協力を得られなかった場合，現在は家族に期待するよりは，患者が治療者・支援者とつながることを，患者に対して提案していくことが望ましいであろう．家族に協力する気持ちはあっても，その余裕がない場合については，その旨患者にも伝える．

5 ｜ 家族から厳しく責めたてられる患者

　家族が患者に対して厳しく責めたてることが続く場合，患者自身の問題があることが想像できるが，それ以上に，家族が疲弊して余裕がなくなっている可能性が高い．家族が怒りや攻撃を患者に向け続けた場合，患者は当然具合が悪くなるであろう．患者が厄介な患者にならないためにも，家族への介入が必要である．その際の家族への介入も，これまで述べてきた患者への介入と基本は同じである．

　家族の対応に批判的になって正そうとするのではなく，家族がどんな思いでいるのか，何に困っているのか，どうなればいいと思っているのか，家族の健康状態を気遣いつつ，「このような状況が続くとご家族もお疲れになるでしょう」「睡眠や食欲は大丈夫ですか」などと親身になる．家族のサポートになれることはないかと投げかけつつ，家族の苦悩と本音を語ってもらえるように促す．この際に注意が必要なのは，「家族も病気」というニュアンスにならず，「誰でもこんな状況が続くと参ってしまいますよね」と共感的に対応することである．「家族も病気」という見方をされることで，拒否反応を示すことも多いからである．「私は大丈夫です」「その必要はありません」と防波堤を作られてしまう．

JCOPY 498-22930

　厳しく患者を責めたてる背景には，家族の不安，焦り，羞恥，疲労，余裕のなさなどがある．また，家族が精神科患者になったという家族自身が持つスティグマもあるかもしれない．家族が厳しいために患者の治療に支障をきたしているのであれば，家族のサポートを優先する．その際に，重要なのが家族との信頼関係の構築であることはいうまでもない．家族が余裕を取り戻すと，患者の病状は改善することが多いものである．

6 | 家族が治療者や治療に不信感を持っている患者

　家族が治療者や治療内容に不信感を持っている患者の治療は厄介である．患者が精神病レベルの病態であったり，知的障害があったり，未成年であったりすることが多い．家族としては患者本人によくなってほしいという思いが強く，しかし治療者やその医療機関を信用できていない場合，あるいは精神科医療に対して不信感を持っている場合がしばしばみられる．

　たとえば子供が患者の場合，親は，「大切な子供にいい加減な治療をされてはたまらない」「自分が注意してみていないときちんと治療してくれないのではないか」「薬づけにされて廃人になってしまうのではないか」などという不安と不信を持つ．納得のいかないことには頻回に面談を求めて説明を要求する．このこと自体は必要なことであるが，何から何まで納得がいかないという場合もある．治療者はうんざりして不機嫌になるとさらにこじれる．「いい加減にしてください」という態度を治療者がとると，「上の者を出せ！」「他の医療機関を紹介しろ！」「担当医を代えろ！」などと家族の怒りに火をつけてしまう．このようなモンスターペアレントは教育業界だけではなく，医療業界でも同様に起こる．

　ここで注意しなければならないのは，このような家族の行動の背景には人間不信と不安があるということである．そして，

この問題に対して治療者が逃げ腰になったり，防衛的になったりしていては，問題は解決しない．そのしわ寄せは患者に向かうことになる．治療者と患者の家族が敵対していては治療にならない．それどころか患者の病状を悪化させてしまうかもしれない．これを自業自得とは言えない．患者に罪はないのだから．これまで，受診した医療機関や相談機関でも同じことが繰り返されてきた可能性も高い．

　ではどうすればいいのであろう．明らかに治療者側に非があるのであれば，余分な言い訳はせずに謝罪することは当然である．しかし，多くは誤解と思い込みに端を発していることが多い．これまで同様なことが繰り返されてきたのであれば，悪循環を断ち切るチャンスであると考える．不信感を持っている事柄，その理由，家族が望む在り方などについて，途中で遮らずに傾聴する．不満を吐き出してもらう．そのうえで，「子供さんを思ってのことなのですね」「子供さんのことを大切に思っておられることがよくわかりました」などと共感を示す．たとえそうでなくても，そのように返すと親はそのことを意識するであろう．そのうえで不信感を取り除くために徹底して話し合う．その際に，決して家族を責めてはならない．むしろ「子供のことを思って」という意識を持ってもらえるように，「子供さんを思ってそのように考えておられるのですね」などの言葉を挟んで，子供にとっていい治療をするためにどうすればいいか，に焦点づけていく．こうしてお互いの目的が一致することが実感できれば，家族の治療者に対する不信感は軽減していく．

　この話し合いは，どちらが正しいか間違っているかを明らかにする話し合いではない．「子供の治療が円滑に行われるために，子供の不安や苦痛を取り除くためにどうすればいいのか」がテーマになる．その話し合いの中で，協力し合えることが確認できればいいのである．家族が安心できたとき，治療者を信

JCOPY 498-22930

用できたとき，これまでの問題はなくなっていくであろう．コツとしては，治療者が患者である子供のことを真剣に考えて治療に取り組んでいることが家族に伝わればいいのである．「患者のことが最優先」と考えていることを理解してもらえればよい．こうして家族と信頼関係を築いていくことができれば，その後の治療は大きく進展するはずである．

3. 厄介で関わりたくない患者と 上手に関わるコツ

　ここまで厄介で関わりたくない患者とその対応について個別の例をもとに考えてきた．ここでは，さまざまな関わりたくない患者に対して，治療者が上手に関わるコツについて整理したい．関わりたくない患者への治療的対応には共通する大切なこ

表8　厄介で関わりたくない患者と上手に関わるコツ

1. 患者中心の対応を徹底する
2. 患者に尊厳ある人として敬意をもって接する
3. 患者が治療を求めてきたことを評価する
4. 患者のつらさに共感する
5. 患者の良いところを見つけて患者に伝える
6. 患者の生きてきた人生を想像する
7. 患者を批判せず丸ごと受け入れる
8. 患者を無理やり変えようとしない
9. 患者の変わらない自由も尊重する
10. 患者は孤独で人に癒されていないと理解する
11. 患者は病者であり弱者であることに留意する
12. 関わりを拒む患者ほど支援を要すると知る
13. 招かれざる患者ほど歓迎する
14. 問題行動を起こす心理的背景について想像する
15. 問題行動を無理にやめさせようとしない
16. 患者と信頼関係を築くことを最優先する
17. 救世主になろうとしてはいけない
18. 一対一からチームへ連携へとつないでいく
19. 患者と関わる際の限界を知っておく
20. 同僚・関係者・回復者と信頼関係が築けている

JCOPY 498-22930

とがいくつかある．これを押さえておけば，日常の関わりから
よい変化が生まれることが期待できると考えている．そのポイ
ントについて説明したい．

　ただし，ここに示すことはどのような患者に対しても基本と
なる重要なことである．そのことを厄介で関わりたくない患者
だからこそ，なおさら丁寧に行うことである．特別な秘策に流
れるのではなく，基本的に大切なことをきちんと実行すること
がコツであることが理解してもらえると思う．

1 患者中心の対応を徹底する

　患者中心の治療対応は，ここであえて言うまでもなく，臨床
場面では基本中の基本である．治療や支援は，患者の立場に
立って患者の利益のためにサービスを提供することは当然であ
る．誰もが頭では理解しているのではないだろうか．問題はそ
れが当たり前に実践できているか否かである．

　患者は，自分が困っていることを解決・改善することを期待
して治療につながってきている．患者は困っているのである．
そして助けを求めているのである．であるならば，患者の求め
ていることを治療目標にするべきである．これは当然のことの
ように思えるが，実は患者の求めるものと治療者が提供しよう
とするものが一致していないことがしばしば起こる．これでは
治療はちぐはぐなものとなり続かない．

　治療者は，患者の自己中心的な希望や現実的ではない要求に
対して反発したくなる．患者に「現実はこうだから．それは無
理だから」と切って捨てたくなるかもしれない．あるいは患者
を正したくなるかもしれない．常識を前面に出して話を遮るか
もしれない．その場合，両者が対立になったり，期待したもの
は得られないと患者が離れて行ったりすることになる．そうな
ると，せっかく治療につながったのに多分治療はそこで終わる．

　患者を正したり正論で説教したりすることが治療ではない．説教で症状がよくなったら苦労はしない．患者の希望や要求が正しいか否かではないのである．大切なことは，患者が困っていることの解決ができるか否かである．まずは患者が困っていることについて詳しく聴かせてもらうことから治療は始まる．何を困っているのか，どうして困っているのか，これまでどう対処してきたのか，受診しようと思ったのはどうしてか，どうなればいいのか，を丁寧に聞き取ることが必要である．そのことを適切に説明できない患者も少なくない．正しく患者の要望を把握しなければ対応はずれてしまう．この聞き取りはきわめて重要である．治療関係のスタートである．信頼関係構築の第一歩である．

　その際は，患者を批判せず，話を遮らず，治療者の意見を述べず，患者の言葉をそのまま受けとめる．真摯に話を聴く態度は患者への敬意の表れであり，責任をもって対応しますよというメッセージになる．患者は自分の思いが伝わっているかどうかで治療者を評価するであろう．

　患者は人を信じられない人である．人から傷つけられてきた人である．心を容易に通わせられない人である．信用できない人から何かを押し付けられようとすれば，当然抵抗が生まれる．同意していても反発したくなる．患者は自分を変えようとする力には抵抗するであろう．最終決定権は患者にあるという保証がなければ，安心して治療を受けることはできないであろう．決してパワーゲームにならないように注意を要する．過去の傷ついた記憶が思い起こされて思わぬ怒りを引き出してしまうこともあるだろう．

　患者中心ということの意味は，①患者をひとりの尊厳ある人として対応すること，②患者の望む方向に治療・支援をするということ，③治療者は説明・提案はするが決定するのは患者で

あること，④患者の望まない治療は行わないこと，などである．このような態度が患者との信頼関係を築く基盤となる．「治療者-患者関係」はその性格上，どうしても強者と弱者の関係に陥りやすいことは先に述べた．知らず知らずに強要や決めつけが起こってしまう．治療者がこのことを常に意識して対応することが大切である．治療関係がうまくいっていないときは，ここに問題が起きていないか自問することが必要である．

2 患者に尊厳ある人として敬意をもって接する

　患者に対して尊厳ある人として敬意をもって接することも基本中の基本である．これができていないと治療関係は健全なものにはならない．逆にこのことがきちんとできていれば大きな問題は起きにくいであろう．その点でとても重要なことである．しかし，これについても常に意識していないといつの間にか見失ってしまう．

　患者を軽くみたり，独善的になったり，治療者の考えを押し付けたり，患者の思いから離れてしまったりする．治療関係は，「求められるサービスを提供するプロバイダー（治療者）」と「必要なサービスを受けるユーザー（患者）」との関係を想定するといいかもしれない．患者を大切な客として扱うことを忘れてはならない．患者は偉そうにふんぞり返っている治療者には本音を言いたくないであろう．患者の嫌悪感を引き出すような要素はなるべき排除したいものである．そして，当然のことであるが，患者の話してくれた秘密は絶対守ることである．伝える場合は，患者に許可を得る必要がある．秘密を家族などに話してしまったことで，治療関係が破綻することにも留意しておく．

　そこまで配慮しなければならないのか，と思われるもしれないが，これは治療に重要な信頼関係を築くためには当たり前に大切なことである．人を信じられない人に，本音を言えない人

に，信用して受け入れてもらえることが治療の成功には不可欠である．ここをきちんとしておけると，後の治療が格段にやりやすくなる．患者に受け入れられて良好な治療関係を構築できること，これが初期の最大のポイントである．

　誤解のないように付け加えるが，これは決して患者のご機嫌取りや表面的な取り繕いではない．心がつながるための真剣勝負なのである．患者に信用してもらえなければ，受け入れてもらえなければ治療にはならない．治療者は本気で真剣に，それでいて患者に安心感・安全感を提供できるように余裕をもって穏やかに対応したいものである．

3 患者が治療を求めてきたことを評価する

　自己評価が低く自分に自信が持てず人を信用できない患者は，自ら治療を求めることが難しいものである．治療を求めるということは，人に助けを求めるという行為である．援助希求性があるということは患者の健康な面である．一方で，よっぽど切羽詰まっていて余裕がないのかもしれない．いずれにせよ患者が自ら受診してきたことは評価に値することなのである．家族に連れてこられた場合でも，抵抗すれば来ないで済んだはずである．患者は苦しいから問題があると感じているから受診するのである．

　患者が初めて受診した場合，緊張と不安が大きかったであろうことが予想される．初診時，治療者は「ようこそ」という意識で，他の治療スタッフと共に歓迎の意を表して迎え入れることが大切である．厄介で関わりたくない患者のほとんどは，援助を求めることに慣れていない．受診してもどうしていいかわからない患者もいるであろう．治療者は大切な客を迎え入れる思いで患者に配慮したい．精神科受診が初めてであればなおさら良い印象を持ってもらいたい．どこにも援助・治療につなが

れないことが最悪であれば，受診できたことで最悪は免れていることになる．

　そしてせっかく治療につながったからには，治療から脱落せずに継続できるように治療者は可能な限り配慮する．精神科疾患のほとんどは慢性疾患である．慢性疾患は治療につながっているほど予後がいいことがいくつも報告されている．これは当然のことであろう．糖尿病も高血圧も治療につながっているほうが経過はいいに決まっているからである．とするならば，治療に来てくれたことを十分評価して，「よくなるためには治療を続けてほしい」と，治療者からお願いすることが大切である．治療を継続しながら治療関係を深めていければいいのである．

4 | 患者のつらさに共感する

　治療が開始されると，治療者は最初に「何に困って来られましたか」「一番つらいことは何ですか」といった問いかけをする．その困っていること，つらいことに焦点を合わせて，そのことを何とかすることを治療目標として共有する．患者のつらさが理解できないと，想像できないと，共感できないと適切な治療・支援はできない．患者の治療は治療者の患者の苦痛への共感から始まると言っても過言ではないであろう．

　ただし，患者が的確に自分の状況を説明できない場合もある．その際には，「あなたのことをもっと知りたい」というメッセージを発して，家族や状況を知っている人から情報収集することも必要である．治療者に関わりたくないと思われる患者は，このあたりがあいまいであるため，何が必要か把握できにくい．

　率直に患者に問いかけ，困っていることを明らかにして，問題を抱えてきたことの苦悩に共感して，受診してくれたことを評価・歓迎することは先に述べた．患者の苦悩に共感する際には，患者の生育歴，家族歴，現病歴から得られるであろう患者

の生きづらさの背景について情報を得ておきたい．患者のつらさ，生きづらさへの共感は，治療者の患者に対する陰性感情を軽減し，治療を前に進める力となる．

5 患者の良いところを見つけて患者に伝える

　厄介で関わりたくない患者は，多分人から褒められた機会が少ないはずである．厄介者扱いされる患者が，人から褒められるということはよっぽどのことである．治療者は折に触れて，患者の良いところを探してでも見つけて伝えることを続けたい．患者は自分を認めてもらえた，見捨てられないと感じてようやく自分の情けなさ，不甲斐なさ，弱さ，自信のなさなどを安心して話せるようになるものである．正直な本音を話してもらえるようにするために，「あなたの良いところはわかっているよ」という姿勢で向き合いたい．

　患者は，批判されることには鈍感になっている．反面，褒められることについては敏感になっている．自信がないからこそ褒められたい．そのような患者に対して，患者も気づかないことを評価してもらえると，話しにくいことも話せるようになる．話しにくいことを患者が勇気をもって話してくれたなら，そのことを十分評価したい．なぜなら正直になれること，本音を言えるようになることは，そのまま回復への近道だからである．

　患者を褒めることの弊害はないであろう．褒め続けることは，治療者は自分の味方であると認識することにつながるはずである．逆に信頼関係が築けていないのに患者を安易に批判することは，治療関係の破壊になるリスクがある．ネガティブになっている患者に，ポジティブな発信を続けていくことは想像以上に治療的であると実感している．ただし，患者がこれまで困難の中を苦労して生きてきたからこそ評価できるのであり，ただ表面的に褒めればいいというものではない．治療者が嘘くさい

と思いながら患者を褒めていても見破られるものである．だからこそ，患者の生い立ちと生きてきたことの大変さ，困難さを想像できることが大切なのである．

6 | 患者の生きてきた人生を想像する

　患者の生きてきた人生を想像することは，患者の理解と治療の幅が広がるためとても重要である．横断面だけ診ると厄介で関わりたくない患者であるかもしれないが，患者のこれまでの生い立ちを知ると，患者の理解が深まり共感できる面が見つかってくる．患者は容易に自分の弱点・汚点とも言える生い立ちについて語らないこともある．しかし，患者を理解したい，力になりたいという治療者の思いが伝わり，決して問題となっている行動を責めることがなければ，初回からでも話してくれるものである．

　その際のコツとしては，患者が生きてきたこれまでの過去を批判的な目で見たり裁いたりしないことである．患者は傷ついている自己を守るために虚勢を張ったり弱みを隠したりするものである．患者の小さな良いところを見つけてポイントポイントで褒めることも大切である．基本は，「大変な思いをしながらよくここまで一人で頑張って生きてきたね」というようなことである．

　患者の生育歴，家族歴，現病歴を傾聴していると，例外なく困難な中を生きてきたというストーリーが見えてくる．このような状況で生きてきたならこのように感じ，このように行動し，このようになっても仕方がないかもしれないという思いが浮かんでくるものでる．彼らはこれまでの生い立ちで，一度はまじめに努力して頑張った歴史があることが多い．頑張りすぎるくらいの時期があり，その後に潰れているのである．筆者はこれまでの経験の中で，徹頭徹尾，ちゃらんぽらんでいい加減で人

の温かみを持たないという患者に出会ったことはない.

　患者が頑張っていた時期については，丁寧に話を聴いて「ずいぶん頑張ってきたのですね」「大変でしたね」と労いの言葉を伝えることは自然なことであろう．生育歴・現病歴において，辛い思いをしてきた生い立ちにも関わらず，患者が前向きに努力してきた経過を共にたどり，治療者がそれをきちんと認めることは重要である．また，患者にとってよかった時期や生き生きと活躍していた時期があれば，そのことを敢えて話してもらい，その事実を共有しておくと，その後の関わりの中で生かすことができる．頑張ってきたことを認めることは，患者を認めることである．

　さらには，患者が関心を持ってきたこと，好きで熱中してきたことなどを，治療者は関心を持って耳を傾けたい．患者は自分に対してしばしば否定的になっており，自分について多くを語らない．患者のポジティブな面について丁寧に聴いておくことにより，頑張ってきた過去を聴くことと同様に，「あなたの良いところはわかっていますよ」「あなたに関心を持っていますよ」というメッセージとなる．

　患者は，自分の良いところを十分理解してもらえていると感じる治療者には，誰にも言えなかった心の内を話してくれるようになるものである．そして，過去の失敗や情けない思いなどを正直に話してくれたならば，言いにくいことまで話してくれたことに感謝の思いを伝えることを忘れてはいけない．このようなやり取りの中で，治療者と患者の心はつながっていくと実感している.

　また，患者が決して恵まれていない家庭環境や生い立ちのなか，適応しようと努力してきたが行き詰まり治療を要するようになっているというストーリーを想像することは，治療者にとって大切なことでもある．その患者のこれまでの人生を辿る

ことで，これからどうすればいいのかを描くことができる．現在みられる症状に近視眼的に囚われることなく，患者に必要な治療や支援が大局的に見えていることは，治療に余裕と幅をもたらしてくれると考えている．

　彼らはまっさらな状態で生まれてきたのであり，その後の境遇が今の患者を形作っているのである．犯罪を繰り返してきた患者であっても，人の気持ちは通じると思っている．ただしその生い立ちの中で，荒んで孤立していった期間が長く傷が深いとそれだけ心は通じにくいことは確かである．それでも絶望することはない．人は人が関わることで変わるものである．ここまで書いてきたことは，厄介な患者に通じると同時に，犯罪を繰り返す者に対しても通用すると考えている．犯罪者を懲らしめることだけでは再犯は防げない．

7 ｜ 患者を批判せず丸ごと受け入れる

　厄介で関わりたくない患者は，これまで多くの批判を受けてきたはずである．そして傷つき，さらに問題行動を起こしてきた．この悪循環を断ち切ることが大切である．また，散々批判されてきた患者に批判的なことを伝えても聞く耳はない．批判した瞬間，この治療者も同じだと壁を作って心は開かれない．それで治療は頓挫してしまう．

　治療者は患者を道徳的な善悪でみると，患者を批判の対象と捉えることになる．患者の苦悩が見えなくなりがちである．患者に正論をかざして正そうとすることは，これまで家族や周囲の人からさんざん試みられてきたはずである．同じ愚を犯してはならない．その一言で，「この治療者も同類だ」と感じると，心を閉ざしてしまう．正論は治療的ではない．反治療的でさえある．患者は正論を知らないわけではない．正論のようにしたくてもできないのである．

治療者はサービス提供者である．患者は大切な客である．このように考えると対応する意識も変わるかもしれない．最初から客を批判するサービス提供者は失格であろう．治療者によっては，そんなに患者を甘やかしたらクレーマーになるのではないか，と不安になるかもしれない．表面的に機嫌を取るような対応であって，気持ちが通じていなければクレームも起こるかもしれない．しかし治療は心の問題を扱う．治療者は患者に対して心から尊重した対応をするならば，クレーマーになる理由はないであろう．患者はそんな治療者といい関係を失いたくないからである．

繰り返すが，患者は困っているから受診するのである．患者にとって治療者が必要な存在だと感じられれば無茶なことは要求してこない．患者を批判してよいのは十分に信頼関係が構築されてからであることを忘れてはならない．ただし，それでも無理な要求が続く場合は，毅然として「申し訳ありませんがそれはできません」と批判的にならずに伝えればいい．

患者を批判的にみずに，まずは丸ごとその存在を受け入れよう．患者が話してくれたなら，「そうなんですね」とそのまま受け入れる．肯定から入ることである．否定した時点で脆い治療関係は壊れてしまうのである．その関係を，いずれは叩いても容易に壊れないような信頼に裏付けられた関係に育てていければいいのである．

8 患者を無理やり変えようとしない

患者を無理やり変えようとしないことについては，「患者中心の対応を徹底する」の項でも述べた．患者にとって，他者から無理やり変えられようとすることは恐怖でさえある．それも「強制入院」「行動制限」などの権限を持っている精神科医から，自分の意と異なった方向にもっていかれるのではないか，入院

JCOPY 498-22930

させられるのではないか，などの不安を持つことは理解できる
であろう．

　それが信用できていない治療者からであると，なおさら抵抗
したくなる．抵抗することが怖い場合は，患者は黙って治療の
場からも去って行くであろう．「そんな患者は去ればいい」と
思われるかもしれないが，せっかく支援を求めようとして，勇
気をもって恥を覚悟で受診した患者のチャンスを治療者が潰し
てしまうことになる．回復を望む患者の足を引っ張ってしまう
ことになる．この対応は反治療的である．自己責任，自業自得
と言ったところで何も生むことはない．強者が弱者を見下して
いるスタンスになってしまう．人として対等な立場であること，
しかし立場は治療者が絶対的に優位にあることを自覚している
必要がある．この立場に治療者は決して胡座をかいていてはい
けないと思う．

　何度も繰り返すが，まずは信頼関係づくりである．それから
動機づけである．そして患者のエンパワメントである．信頼で
きない他者からの強要は抵抗を生むだけであり，やってはいけ
ない．患者の動機づけと自発性を高めることを抜きにしてはな
らない．エンパワメントは，信頼関係が構築されたうえで治療
者から患者が癒され励まされることで獲得されるのである．い
くら叱咤激励しても，患者の動機づけと準備と力がなければ，
治療者は患者に不可能なことを無理強いしているだけであり，
これは治療ではない．

9 │ 患者の変わらない自由も尊重する

　患者には変わる自由があるが，それと同時に変わらない自由
もある．このことは治療者が常に理解しておく必要がある．治
療的にマイナスであるとわかっていても患者が受け入れないこ
とも認めなければならない．それは，治療者が患者の思いから

離れて拙速に事を進めようとしている場合，患者にその準備と
エネルギーが備わっていない場合，治療者に反発している場合
などさまざまな場面で起こる．治療者は，患者に対して変わら
ない自由があることを保障することを怠ってはいけない．治療
は対等な立場で患者と治療者が交わす契約である．信頼が得ら
れなければ契約は成立しないであろう．これをゴリ押しするこ
とは，会社でいえばブラック企業と同じである．

　信頼関係を構築することを怠った場合，契約は成り立たない．
とするならば，まずは治療者を信用してもらわなければ始まら
ないのである．「黙って言う通りにしなさい」「医者の言うこと
を聴きなさい」は御法度である．このような方法を行っている
と精神科医療自体の信用はなくなる．これまで精神科医療に不
信感があるとしたら，見えないところで何が行われているか見
えてこないことと，強制的に治療されるという恐れであろう．

　最終決定は患者が下すことであり，誰もが強要できないこと
を保障することが大切である．非自発的入院であってもこのこ
とは最大限保障されなければならない．でなければ，いつまで
も精神科医療はブラックボックスのままであろう．

10 | 患者は孤独で人に癒されていないと理解する

　多くの精神科の患者は対人関係の問題をもっている．厄介で
関わりたくない患者はなおさらである．対人関係の問題が精神
疾患を生み出しているとも言えよう．そのくらいに対人関係の
問題は人間にとって重要である．人間関係が誰とも結べないと
人は生きていけない．人とつながって人は人になる．孤立して
いては生きる力が持てない．生きる希望が持てない．生きる喜
びが持てない．筆者は，人は人の中にあって癒やされ，やる気
を持ち，人とつながっていることを実感して喜びを感じられる
と思っている．

　患者が孤独で孤立しているということは，これらのサイクルが動いていないということである．生きている実感を持てていないということである．彼らの多くは辛さを抱え，人を味方と思えず，ひとりで外の嵐から身を潜めているようなものである．患者が人に癒されているのであれば，孤独であるはずがない．精神を病むはずがない．問題行動を繰り返すはずがない．このような患者自身の問題が治療者の陰性感情を刺激し，厄介で関わりたくない患者と感じてしまうのである．

　極言すると，精神科治療とは患者を安心できる人の中に誘導して，人に癒されるようになることを手伝う作業である．治療者は孤独な世界から安心できる人のいる世界へとつなぐ最初の一人になれればいいのである．そこから二人三人と信頼できる人が増えていければいいのである．筆者は人への信頼を得られれば大抵の病気は回復すると考えている．

11 患者は病者であり弱者であることに留意する

　患者は「病者」である．そして治療を求めて受診してくる．このことを忘れてはならない．患者の訴えや問題行動はいずれも「症状」であると捉える必要がある．問題行動を症状と捉えないと，叱責や説教で正そうとしてしまう．これは何度も言うが治療ではない．治療者が試みる前に家族や周囲から散々言われてきているはずである．同じことを治療者が行ったところで患者には響かない．それどころかその瞬間，患者は治療者に失望してしまうかもしれない．家族らと同じことを言われるだけであれば聞く耳は持たないであろう．

　病気であるならば，そして患者が病者であるならば，治療者は患者を気遣うことから始めなければならない．訴えや問題行動に対してどうしてそれが起こるのかを理解しなければならないだろう．患者はあまり話そうとはしないかもしれないが，そ

れでも聞き取ることがなければ先に進むことはできない.

　さらに，患者は何に困っているのか，どうしたいのか，に焦点を当てて対応策を考えていくことになる．家族がどうしたいか，ではなく患者がどうしたいかが重要である．その意向に沿った治療目標を立てないと，治療者と患者は最初から乖離してしまうことは先に述べた．治療目標を共有することは基本中の基本である．たとえそれが治療者の目論んでいた目標とは異なっていても，とんでもなく非現実的でない限りはそこから始めるべきである.

　患者は「弱者」である．とくに非自発的入院治療においては圧倒的に治療者の権限が強い．外来診療ではそれほどではないが，意識しないで普通にしていても，治療者が患者に比べて優位に立ってしまう．だからこそ，治療者は患者に対して謙虚さを失ってはいけない．治療者の意識の中では，「対等な人間」としての関わりを念頭に置く必要がある．知らず知らずに治療者は傲慢になってしまいがちになるからである.

　患者は困っており治療・支援が必要な人である．助けを求めて受診している病者である．患者をいたわり気遣い元気を取り戻すために，常に最善を尽くす義務があることを心しておきたい.

12 関わりを拒む患者ほど支援を要すると知る

　治療者との関わりを拒む患者ほど支援を必要とすることが多い．困ったときに自ら支援を求められる患者はそれだけでも健康である．問題は困っているのに支援を求められない患者である．彼らは孤独であり人とつながっていない可能性が高い．誰にも心が開かれていないことは，それだけでも深刻な問題である.

　支援を求められない理由はさまざまであるが，やはり先に述

べた6項目を満たす可能性が高い．「自己評価が低く自分に自信を持てない」「人を信じられない」「本音を言えない」「見捨てられる不安が強い」「孤独で寂しい」「自分を大切にできない」である．このような人は自ら助けを求められない．助けを求めることを恥だと思っていたり，助けを求めた経験がなかったり，助けを求めたけれど助けてもらえなかったり，助けを求める方法自体を知らなかったりなどから，SOSを出せないのである．

　関わりを敬遠する患者は助けを求められない患者である．なぜ問題かと言うと，支援から最も遠いところにいるからである．SOSを出せない患者が重症化するからである．患者が助けを求めている間は大丈夫であることが多い．自殺について書いた通りである．関わりを敬遠している患者は，人に対して期待していない可能性が高い．絶望しているのかもしれない．自分で何とかするしかないとひとり頑張ってきた人が行き詰まった場合，助けを求められないと出口はない．

　このような患者には，有難迷惑であっても治療者から出向いていくような関わりの工夫が必要になる．彼らに余裕があるならば焦る必要はないが，苦しんでいるのに助けを求められないのであれば，優先して支援が必要であることに留意したい．

13 招かれざる患者ほど歓迎する

　招かれざる患者ほど支援が必要である．招かれざる患者は，多くの場合，他の医療機関や支援機関でも招かれざる患者である．だからどこにもつながらない．つながれない．そして患者は治療・支援から離れて状況を悪化させていく．

　さまざまな理由で招かれざる患者ほど，治療者は「ようこそ」と歓迎の意を表して治療につなぐことが大切である．このようなスタンスで患者を前向きに受け入れようとすると，患者も抵抗や敵意をみせずに素直に応じてくれる．患者が招かれざる患

者になっていたのは，治療者が最初から歓迎していないという態度が表に出ていたからではないだろうか．招かれざる患者の扱いをすると，患者は招かれざる患者となっていく．反対に歓迎するべき患者として対応すると歓迎されるべき患者となっていく．患者の態度は治療者の姿であったのかもしれない．

　治療者は，「この患者は嫌だな」と思ったら，なおさら歓迎の意を伝える態度が望ましい．患者が問題行動を起こしたら責めるのではなく心から気遣う，このような姿勢が良い治療結果につながることを実感している．患者は治療者の態度によって変わるのである．だからこそ，治療者は厄介で関わりたくない患者に対する陰性感情・忌避感情を上手に処理しないと治療は失敗に終わる．

　繰り返すが，治療者は，「招かれざる患者」と感じたときほど，歓迎の意を伝え，積極的に関わりたいものである．患者に対する陰性感情を適切に扱うことは，治療者の責務である．

14 | 問題行動を起こす心理的背景について理解する

　治療者にとって患者が起こす問題行動の捉え方は重要である．問題行動を単に善し悪しで評価することは治療者の態度ではない．子供に対して理由も聞かずに厳しく躾けようとする親などにしばしばみられる態度である．あるいはペットに躾けるときの態度である．

　問題行動には必ず理由がある．患者がわからないといっても理由はある．ではどんな理由であろう．しばしばみられるのは，不快な気分をリセットするため，怒りの発露として，相手になめられないように，死にたい気持ちを和らげるため，自分の希望を通すためなどさまざまである．共通しているのは患者が言葉で表現できていないことである．「言葉より先に手が出る」という状況である．彼ら彼女らは，言葉で表現することに慣れ

ておらず苦手であることが多い．言葉で表現できないと鬱憤は溜まり，限界がくると爆発することはよくあるエピソードである．

また，問題行動が繰り返されるのは，不快な気分の発散として問題行動に効果が感じられたからであろう．気分を変えるものに酔って嵌り，コントロールを失っていくことはアディクションである．アディクションは，「人に癒されず生きづらさを抱えた人の孤独な自己治療」である．

問題行動を繰り返す場合，アディクション的な効果を期待しているのではないかという視点を持っていると，患者の行動を理解しやすい．そして繰り返す理由を理解できる．さらには問題行動に頼らなくて済むためには，「安心できる居場所」と「信頼できる仲間」を持つことができ，人に癒されるようになることが必要である．その方向に治療を進めていけばいいことになる．安心して言葉でSOSを出せるようになると，問題行動は落ち着いていくものである．

15 問題行動を無理にやめさせようとしない

問題行動の心理的背景を理解できてくると，そのような問題行動を採らざるを得ない患者の苦悩がみえてくる．多くの場合，患者は問題行動を起こしたくて起こしているわけではないことがわかる．苦しいから起こしてしまうのである．それしか対処の方法がわからなくて，できなくて問題行動に及んでいる．

そんな患者に，「問題行動を起こさないように！」「何度言えばわかるんですか！」「今度やったら強制退院だから！」「もううちでは診ないから！」と強要したり叱責したり脅したりしても効果は期待できない．無理に問題行動を抑えようとすると，先にも述べたが，「モグラたたき」のように他の問題行動や症状に移るだけである．何の解決にもならない．それどころか，

治療者と患者との信頼関係を築くこととは逆の方向に患者を追いやってしまう.

　問題行動はやめないのではなく, やめられないのである. それを,「やめろ！」ということ, 問題行動を起こした後に叱責するということは,「問題行動は自分で何とかするものである」というメッセージになる. 問題行動をやめられるようにするにはどうすればいいのか, を治療者が介入して一緒に考えていくこと, 一緒に具体的方法を試みていくことが, 治療・支援である. 強要や叱責は治療ではない. 子供やペットに「ダメなものはダメ！」「やめなさい！」と躾けるような悪しき態度は反治療的である.

　筆者は, このことを依存症臨床で思い知らされた. 患者に対して「酒を飲まないように！」,「薬物をやっちゃだめだぞ！」と強要すればするほど, 患者は飲酒欲求や薬物使用欲求が高まることがわかった. そして, 再飲酒・薬物の再使用があった際に, そのことを責めれば責めるほど, 患者はさらに飲酒欲求・薬物使用欲求が高まることがわかった. そもそも患者は酒や薬物をやめなければと思って治療を受けに来ている. しかしやめられない. そのために苦しくなってまた酒や薬物に手を出してしまう. 依存症患者は苦しい人たちなのである. この苦しさを軽減できなければ酒や薬物はやめられないであろう.

　たとえば, 筆者が行った外来通院中の患者調査によると, 薬物依存症患者の79.0％に「うつの既往」があり,「過去の希死念慮」が90.3％,「自殺企図歴」が59.7％にあった. アルコール依存症患者でも,「うつの既往」が78.0％,「過去の希死念慮」が73.2％,「自殺企図歴」が55.0％に認められている. 彼ら彼女らはとんでもなく死に近く, 苦しくて生きていることも危うい人たちなのである.

　77.0％の患者が自ら酒や薬物をやめなければと思っている

が，家族から「やめなさい！」と強要されると57.3％が飲酒欲求・薬物使用欲求が高まっており，病院スタッフから強要されても44.7％が悪化させている．さらに，再飲酒・再使用が起きた際に家族から責められると61.7％が欲求を高めてしまい，病院スタッフから責められても54.5％が悪化させるという結果であった．

　どうしてこのようなことが起こるのか．患者が飲酒・薬物使用する一番の理由は，「楽しくなるから・気分がよくなるから」が29.5％であったのに対して，「苦しさが紛れるからが58.8％であった．つまり，患者は苦しいからやめられない可能性が高いことになる．患者に対して治療者が強要したり叱責したりすると，より苦しくなって飲酒・薬物使用に向かうことがわかる．

　この悪循環を断つためには，酒や薬物に求めているものを別の形で補わなければならない．やめるためには，「人から癒されるようになること」が必要である．それには信頼関係を築いていくことが必須である．しかし，治療者・支援者が一方的に強要したり叱責したりすることは，これとは逆のことである．「患者が自分で何とかすることだ！」と突き放すことであり，患者に寄り添おうとする態度，支援しようとする態度とは言えない．これまで依存症の治療・支援がうまくいかなかったとすれば，ここに大きな問題があったと言わざるを得ない．

　他のアディクションや問題行動についても，これと同様のことが言える．繰り返すが，無理にやめさせることは治療ではない．その背景にある患者の苦しさを理解し，どうすればやめられそうかを共に考えることが基本になる．強要や叱責はたとえそれが善意からであっても，患者のコントロールであり支配になる．そこに信頼関係はない．つまり結果として，患者を問題行動に追いやってしまうのである．

　さらに付け加えるとすれば，問題行動が起きたときに，責め

表9 依存症患者の意識調査から

	薬物 (n = 62)		アルコール (n = 41)	
性別	男性	56.5%	男性	65.8%
	女性	43.5%	女性	34.2%
年齢	39.5 歳 (SD = 10.0)		53.1 歳 (SD = 11.3)	
直近 1 カ月の体調	よい	67.8%	よい	73.2%
	悪い	32.2%	悪い	26.8%
断酒・断薬期間	1 年以上	58.1%	1 年以上	41.5%
	3 年以上	35.5%	3 年以上	36.6%
治療継続期間	1 年以上	87.1%	1 年以上	95.1%
	3 年以上	71.0%	3 年以上	87.8%
きっぱり やめるべきか	断薬すべき	77.4%	断酒すべき	68.3%
	減薬すべき	16.1%	減酒すべき	29.3%
	問題ない	6.5%	問題ない	2.4%
病院には	来たくなかった	51.6%	来たくなかった	63.4%
	来たかった	48.4%	来たかった	36.6%
家族からの強要時	やめよう	38.7%	やめよう	43.9%
	使おう	61.3%	飲もう	56.1%
職員からの強要時	やめよう	48.4%	やめよう	63.4%
	使おう	51.6%	飲もう	36.6%
再使用・再飲酒時	やめよう	74.2%	やめよう	80.5%
	使おう	25.8%	飲もう	19.5%
家族からの叱責時	やめよう	33.9%	やめよう	37.5%
	使おう	66.1%	飲もう	62.5%
職員からの叱責時	やめよう	41.9%	やめよう	50.0%
	使おう	58.1%	飲もう	50.0%
使用・飲酒の理由	楽しくなるから	29.0%	楽しくなるから	31.7%
	苦しさの軽減	58.1%	苦しさの軽減	58.5%
	その他	12.9%	その他	9.8%

ないだけではなく，徹底して関わることが信頼関係を築くチャンスになることを筆者は経験してきた．信頼できる治療チームで関われることも大切である．患者の苦しさ，問題行動を起こさざるを得ない背景に十分理解を示し，共感することで展開は

JCOPY 498-22930

変わるのである．問題行動を責めるだけで終わらせる愚をおかしてはならない．せっかくの機会を逃すことになってしまう．

16 | 患者と信頼関係を築くことを最優先する

　あらためてここで述べるまでもないが，治療者は治療において患者と信頼関係を築くことが最も優先される．とにかく信頼関係の構築ができれば治療は何とかなるのである．逆に信頼関係の構築ができないから治療がうまくいかず頓挫してしまう．

　厄介で関わりたくないと治療者が思う患者は，例外なく治療者と信頼関係ができていない．そして，信頼関係を築きにくい多くの要素を持っている患者である．人間不信が強く，治療者を頼れず，人に癒されない．自分のことを語ってくれない，正直な思いを話してくれない，つまり信用して心を開いてくれない．こんな問題があるから治療は難しくなるのである．

　治療者は，患者の目先の問題行動や症状にばかり囚われることなく，危険が切迫している場合を除けば，患者にどうすれば受け入れてもらえるか，信用してもらえるかを考えなければならない．信頼関係を築くことが何より優先される．「患者が悪い」「心を開かないあなたが悪い」で済んだら治療はいらないのである．患者が心を開いてもらえるためにどうすればいいのか，そのことを誠実に悩み試行錯誤していく姿勢が大切である．

　どんなに「専門的な」「高級な」治療であっても，治療者と患者との間に信頼関係ができていないとまったく役に立たない．逆に信頼関係が構築できるだけで患者の症状は改善していくものである．問題行動も落ち着いていくものである．いかに信頼関係を築くことが重要であるかを強調してもし過ぎることはない．ここが治療の命綱である．

17 救世主になろうとしてはいけない

　治療者・支援者にとって注意しておかなければならないことがある．それも，熱心で自分を顧みないで，「患者のために」と治療・支援に関わる人にとってはなおさらである．治療者・支援者は患者にとっての救世主になろうとしてはいけない．厄介で関わりたくない患者は，見方によれば「不遇な人生を送ってきたかわいそうな人」「理不尽にも誰からも優しく関わってもらえなかった人」と捉えられる．この患者を救いたいという思いは，熱心な治療者・支援者にとっては当然抱かれる思いである．しかし，熱心に関わり自分が助けてあげたいという思いが強すぎると思わぬ落とし穴に落ちることになる．

　支援したいという思いから，自分のキャパシティを超えて無理をして患者に関わると，患者は期待する．救世主のように感じるかもしれない．はじめは蜜月関係のようにうまくいっているように見えることもある．しかし，無条件に近いくらいに患者の要望に合わせてしまうことも起きやすい．通常の支援の枠を超えて治療者・支援者が関わりを続けると，患者の期待は一気に増幅する．これまでそのような支援を受けたことがないからである．長年満たされなかった人からの優しさを伴った支援を受けると，その治療者・支援者と特別な関係ができる．加えて，通常の支援の枠を超えて特別な対応を続けていると，周囲の治療スタッフから浮いてしまう．順調に行っている場合は，それほど問題は表面化しないかもしれない．

　問題は患者の期待だけが増大し，それに治療者・支援者が応じられず苦しくなってきたときに起こる．キャパシティを超えて特別な対応をしていると，つらくなってくる．しかし，患者の要求や期待は収まるどころか増大してコントロールができなくなっていくことが多い．これまで極度の欲求不満状態にあっ

た患者にとっては，向こうから寄ってきた天使に見えることであろう．しかし，この関係のままでは信頼関係が築けない．患者の要求に無理をして合わせるだけの対応は，「やってくれて当たり前」の歪な関係を作ってしまうことになる．対等な人と人との関係ではないからである．一方的な要求を叶えるだけの対応は適切な支援ではなく，新たな問題を引き起こすことになる．

　恋愛関係でも同様のことがしばしば起こる．このような関係ではドメスティック・バイオレンス（DV）や，関係を解消しようとした際のストーカー行為が当たり前のように起こる．親子関係でも同様のことが起こる．何でも子供のためと思って過保護に育て要求を満たしていると，要求が満たされなかったときに耐えられなくなる．そして，恋愛対象や親に対して恨みや攻撃を向けるようになる．

　これは王様と奴隷の関係に例えられる．どんなに誠実な王様であっても，何でも言う通りにされていると，要求が通らないことが起きた場合，強いストレスを感じて，奴隷に対して罰を与えるのではないだろうか．

　このような関係に陥ってしまう場合，治療者・支援者は，先に挙げた6項目の問題を抱えていて，それを解消しようとして「支援しすぎる」「尽くしすぎる」関係に陥っていないか自問する必要がある．自身の低い自己評価を誰かのために尽くすことで，「あなたしかいない」「お前しかわかってくれない」という特別な関係に持ち込もうと無意識で行動してしまっていないか．もしそうだとすれば速やかに修正する必要がある．このような関係での支援は患者にとっては反治療的になりかねない．関係は泥沼化してしまう．患者にとって救世主になろうとしてはいけないとはそういうことである．

　ではどうするか．治療者・支援者は，通常の枠を超えてまで

特別扱いすると，いずれ苦しくなってくるのであるから，通常の枠は守ることである．そのなかで，できることとできないことの線引きしておくことである．そして，患者との一対一の関係だけに埋没しないようにすることである．そのために，客観的に助言やスーパーバイズを受けられる体制が必要である．治療者・支援者がひとりで突っ走って燃え尽きないためには周囲の指導が必要である．そもそも支援とは尽くすことではない．できることは自分でできるように促し，できないことは自分でできるように手伝うことである．「患者の役に立ちたい」の意味を間違えないようにしたい．

ただし，もう一つ注意しておきたいことがある．患者に巻き込まれることは悪いことではない．巻き込まれないと巻き込まれるということがわからないであろう．巻き込まれて経験を積んでいくことはやむを得ない面もある．最悪なのは，巻き込まれることを恐れて，患者の表面しか接しない態度である．期待させないために，ダメダメを連発したり厳しい態度で対応したりすることである．「巻き込まれ」を理由に信頼関係を築くことを怠ってはいけない．これは治療・支援の放棄になってしまうからである．このころ合いのバランスは経験を積んで身に着けていくことになる．

18 一対一からチームへ連携へとつないでいく

これまで述べてきたことの多くは，治療の初期的対応が中心であり，治療者と患者との一対一の関係において留意することであった．人間不信に塗れた患者の心を開いてもらうために，一対一の信頼関係を築くために必要なことである．この関係が築けてきたならば，そこで埋没してはいけない．治療者と一本の糸がつながったのであれば，次はそのつながりをチームに広げていくことが課題になる．患者の反応をみながら，他のス

タッフへ広げられる準備ができているかを見極めていく．注意すべきは，患者の意向を無視して，一方的な治療行程に沿って進めていくものではないということである．急ぎ過ぎてしまうと，患者は不安を感じて再び心を閉ざすかもしれない．ようやくつながった一本の糸が切れてしまうことになる．そのくらいデリケートなものであることに留意する必要がある．

　それには，患者や家族が困っていることに焦点を当てることが自然であろう．患者は，病気の症状と同じかそれ以上に日常生活のことで困っていることが多い．生活費，治療費，交通費などの金銭的なことであれば，ソーシャルワーカーにつないで，行政の利用できるサービスについての情報提供や手続きの支援を行うことを提案する．この提案を拒まれることはまずないであろう．さらに日々の自宅での生活の支援が必要であれば，訪問看護やヘルパーの提案，自身の疾患・適性などについて関心を持っていれば，臨床心理士につなぐことを提案することもできるであろう．

　患者の状況とニーズによって的確に治療・支援に関わる人とつないでいくことは重要である．とくに入院治療はこのつながりを作るためによい機会になる．ただし，すべては「提案」である．押し付けであってはならない．患者の意思を尊重することを忘れてはならない．人間不信は容易に払拭されるものではない．患者の受け入れのペースを理解していないと，患者は人との関わりが広がることに恐怖を感じることもあるだろう．患者中心，患者主体を怠ってはいけない．

　治療に関する医療機関内のチームに信頼関係が広がれば，患者は安定してくる．そこから，必要に応じて外部の関係機関との連携を図っていく．その際，信頼できるスタッフが関わることが，いかに患者にとって安心感を与えるかを目の当たりにしてきた．一対一からチームへと信頼関係が広がると，患者を「点

から面で支えられる」ことになる．このつながりが患者の安心感・安全感を生み出すのである．

　このような人と人とのつながりがスムーズにいくためには，治療者同士が同じ治療に対する価値観を持ち，信頼関係でつながっていることが大切である．治療者同士がギクシャクしていては，患者は混乱してしまう．患者を不安にさせてはいけない．普段から，治療者同士の信頼関係が築けているか否かが問われる．治療者が信頼できない他の治療者に患者をつなぐことは危険であることに留意する必要がある．

19 患者と関わる際の限界を知っておく

　ここまで患者と上手に関わるコツについて述べてきた．決して特別な対応でないことは理解してもらえたと思う．とくに治療者の意識の問題，治療者として患者と向き合うスタンスが重要であることを繰り返し述べてきた．

　筆者はいったん治療関係ができれば，治療目標がある程度達成できるまでは付き合っていく覚悟で治療に当たっている．もちろん，患者から離れていくことは仕方がないことだと思っており，治療中断による病状の悪化により重大な自傷・他害行為に及ぶ危険がある場合を除いては，患者を追いかけることはしていない．また必要と感じて連絡してきてくれれば，快く迎えるようにしている．

　問題は暴力患者や他患やスタッフへの迷惑行為を繰り返す患者についてである．暴力については，精神病レベルの症状に圧倒されて起きたのであれば，治療スタッフもある程度納得できるであろう．しかし，精神病レベルの症状に基づいて起きたものでない暴力については，治療の終結の判断をせざるを得ないことがある．情動不安定で衝動的な患者による治療スタッフや他患者に対する暴力の扱いは，悩ましい問題である．暴力以外

でも他患者に対して著しく悪影響を及ぼす場合は，医療機関として治療の継続をどうするかは，スタッフ皆で，あるいは病院幹部も含めて検討することになる．当然，治療の打ち切りも選択肢となるであろう．

　これまで，筆者が主治医としては治療継続を望むが，医療機関として受け入れられないと判断せざるを得なかった患者が数名ある．それまで治療過程で何年も積み上げてきたものが，一瞬で治療終結となる．筆者は，このような患者を多く抱えてきたこともあり，治療できなくなる事態は主治医としては避けたい思いであった．ただし，一人で治療を続けられるわけではない．職場が組織として無理という判断であれば，治療の終了はやむを得ないと考えている．

　治療施設としての限界はどこに設定されるかは，施設によって大きく異なるであろう．その点，公的病院として，それも県内の「最後の砦」という意識で治療に当たってきた立場から，治療終了の決定になった場合，何とも言えない思いになることもある．ただ，治療の場が陰性感情・忌避感情に塗れ容易に修正できなければ，患者の治療の場としてもはや適当ではないのは確かである．

20 同僚・関係者・回復者と信頼関係が築けている

　治療者がこれまで述べてきたことを安定して進められるためには，職場の同僚・関係者・回復者らとつながっていることである．同僚や関係者と信頼関係でつながっていることは，安心して厄介で関わりたくない患者の治療にも勇気をもって前向きに取り組んでいける力になる．克服できる課題として積極的な思いで向き合える．このことは治療を行う上で最も大きな条件となるかもしれない．一人で抱えて悩んで疲弊することを予防できる．治療者が疲弊していたのでは治療の効果は期待できな

いどころか，患者を傷つけてしまうことになりかねない．

　人は人と信頼関係を持てることでエンパワメントされる，元気になれる，勇気を持てる，心満たされる．これらのことは，職場内の同僚，関係機関職員との間でも重要であり，不可欠なことでもある．治療チームが信頼関係でつながっていることは，患者と治療者の歪なカプセルを形成してしまうことの予防にもなる．治療に携わる人が疲弊したり，傷ついたりすることなく，よい治療を提供するための安全弁となる．治療チーム内で信頼関係が築けていないのに，厄介で関わりたくない患者と信頼関係が築けるわけがない．まずは，同僚，関係者との関係を見直してみよう．信頼関係が築けているか確認してみよう．信頼関係を築く方法は，後述する厄介で関わりたくない患者と信頼関係を築く方法と同じである．

　そして，回復した患者と信頼関係でつながっていると，治療者は厄介で関わりたくない患者と信頼関係を築くことに楽観的になれる．勇気を持てる．自信を持てる．そして，患者の視点から離れてしまうことを防いでくれる．いつしか患者から離れた独善的な治療に陥ることを戒めてくれる．回復した患者とつながっているということは，患者の立場を常に自覚するために必要である．患者と人として対等な立場にあることを忘れてはならない．

　このように治療者が，同僚・関係者・回復者と信頼関係でつながっていることの意味は大きい．これがなければ，厄介で関わりたくない患者と信頼関係を築くことは難しい．逆に，この関係が安定したものであれば，治療は容易になることを実感している．治療者が孤立していたのでは治療にならないのである．

4. 人は人に癒されて生きていける ようになる

　生きることが困難になっている人は，人に癒されていない人である．人に癒されていない人は強い人間不信があり，彼らは厄介で関わりたくない患者になる．

　それはさまざまな形で治療者の陰性感情を刺激するが，根本にあるのは人間不信である．このような患者を診ていると，人はひとりでは生きていけないのだとつくづく思う．生きていたとしても精神は病んでいく．

　患者がみせる多彩な症状や行動は，彼らが信じられない人間に近づきたいが近づけず苦悩している足搔きにみえて仕方がない．彼らは真剣である．不器用で要領が悪くて悲しい．おちゃらけてみたり，強がってみせたり，引きこもってみたり，自分を傷つけてみたり，人を傷つけてみたり，酒や薬物に酔ったり，記憶を飛ばしたり，幻聴に悩まされたり，妄想に追い詰められたり，異常なまでにこだわったり，犯罪に手を染めたり，誰かの役に立とうとしたり，異性を追いかけ回したり，仕事を人一倍頑張ろうとしたり，動物を溺愛したり，遁走したり……．いずれも孤独のまま生きる苦しみの表れであり，生きるための足搔きにみえる．

　このような状態の人には通常，人は近づかない．近づくのは同じ苦しみを持つ人だけである．彼らは同じように，自分に自信を持てず，人を信じられず，本音を言えず，見捨てられる不安が強く，孤独で寂しく，自分を大切にできない．

　そんな人同士が信頼し合える訳はなく，互いを支配しようと

して傷つけあう．そして両者ともに孤独なままであり，さらに孤独を深めてしまう．彼らは人に癒されるすべを知らない．人に癒されたいのにどうしていいかがわからない．それは人との間に信頼関係を築くという経験をしてこなかったからである．人と心が通じて温かい思いに満たされるという経験をできなかったからである．

　それでも彼らは真剣である．無いものを得ようとしているように空しい努力を繰り返す．力尽きて自ら死を選ぶ人もある．筆者は，彼らを「自業自得」「自己責任」と切り捨てることはできない．とにかく彼らは悲しいくらいに不器用であり，失敗を繰り返す．生きることが下手である．そして生きることが苦しい．

　筆者は，このような患者が依存症患者の多くにみられることに気づいた．当初，筆者は多くの厄介で関わりたくない患者を前にして，きちんと向き合ってこなかった．患者と表面的にしか向き合わない筆者に患者の内面は何もみえなかった．患者の苦悩が理解できなかった．いや，理解しようとしていなかった．治療者がそんなスタンスであると治療は滞る．患者はよくなるはずがない．筆者は診療が楽しいわけがなく，張り合いもなかった．それだけではなく，患者からの攻撃や拒否を受けて傷ついた．患者が怖かった．実際，当時のアルコール依存症患者，薬物依存症患者は今とは異なり「危険な」患者が多かった．病棟では次々と暴力沙汰やトラブルを起こし，筆者にとって病棟は「戦場」のようであった．危険な患者の診察は気が重く憂うつになった．病棟に行きたくない時期もあった．治療スタッフも疲弊して辞めていった．そんな状態が十年以上も続いた．

　ある日，自分は何をしているのかと自問した．治療者のはずが患者に対して治療らしいことをしていないことに気づいた．

患者が何を考えているのか，どんな思いでいるのか，どんな人生を生きてきたのか，これからどうしたいのか，など治療者であるのに何も知らなかった．知ろうともしていなかった．自分はいったい何をしてきたのだろう．何を知っているというのだろう．どうすれば依存症から回復できるのかさえわからなかった．それで依存症専門医療機関の医師であると名のっていた．

それから，筆者は，一人ひとりの患者がどんな思いでいるのかを聴かせてもらおうと思った．何の先入観も持たずに患者に教えてもらおうと思った．患者に対して謙虚に教えてほしいとお願いすると，彼ら彼女らは喜んで話してくれるようになった．それまで聴いたことのない話も多く含まれていた．その話に真剣に耳を傾けた．教えてほしいという切実な思いが通じたのかもしれない．患者はその思いに答えてくれた．強面の患者も，泣いてばかりいた患者も，自殺企図を繰り返す患者も，百回以上も警察に保護された患者も，十回以上も逮捕された患者も，かつて筆者に攻撃を向けてきた患者も，自分のことを話してくれた．そして，男女関係なく，年齢に関係なく，使っている依存性物質に関係なく，みんな共通していることに気づいた．そのひとつが繰り返し述べてきた6項目である．そしてさらに，その共通点は何も依存症患者にだけ当てはまることではないこともわかってきた．

こうしてようやく，どうすれば精神の病から回復できるのかがみえてきた．人は人に癒されて生きていけるようになる．それができないから精神を病んでしまうのだと気づいた．人に癒されるようになるためにはどうすればいいのか．そのヒントを自助グループや回復施設であるダルクの回復者たちに学んだ．依存症に限らず，人が生きていく上で大切なものは，「安心できる居場所」と「信頼できる人間関係」であり，それによって「人から癒されるようになること」であることを知った．それ

によって病気が回復するだけではなく，人が幸せになれることも学んだ．

その基盤にあるのは，人と人との間に築かれた信頼関係である．信頼関係が築けたときお互いが癒され幸せを共有できるのである．つまり，患者が癒されれば治療者も癒されるのである．人と人との間に信頼関係を持てることのすばらしさがここにある．精神科治療とは，このことを患者に伝えていくことであると考えている．単に薬の組み合わせの技術やプログラムの達成ではないことを強調したい．

筆者が拙い経験から学んだ，厄介で関わりたくない患者の真実について，**表10**に示す．

表10 厄介で関わりたくない患者の真実

1. 厄介で関わりたくない患者は生きにくさを抱えている
2. 厄介で関わりたくない患者は人とつながりたいと思っている
3. 厄介で関わりたくない患者は人とつながる方法を知らない
4. 厄介で関わりたくない患者でも人とつながると変われる
5. 厄介で関わりたくない患者は人と信頼関係を持てない
6. 厄介で関わりたくない患者でも信頼関係を持てるようになれる
7. 厄介で関わりたくない患者でも人に癒されるようになる
8. 厄介で関わりたくない患者も幸せになりたいと思っている
9. 厄介で関わりたくない患者でも幸せになれる
10. 厄介で関わりたくない患者と心が通じると治療者も幸せになれる

---

5. 信頼関係の構築から遠ざかる 現代の精神科医療

1 現代の精神科治療と信頼関係の構築

ここまで一貫して治療者が患者と信頼関係を築くことの重要性を繰り返し述べてきた．では，どうすれば厄介で関わりたくない患者と治療者は信頼関係を持つことができるのであろうか．これは精神科医療における最大のテーマであると考えている．なぜなら信頼関係なしにさまざまな治療法を駆使しても，患者には届かないからである．しかし，現代において精神科治療における信頼関係の構築は重要度が低下しているように思えてならない．信頼関係が大切なのは当たり前であり，あえて取り上げるほどのことではない，と思われているように感じている．

たとえば，最新の薬物療法で患者の症状が軽減したとしても，患者は満たされるとは思えない．もちろん，症状が軽減して苦痛が取れれば患者にとってのメリットは小さくはない．死にたいくらいの苦痛に晒されてきた患者にとっては，この上ない喜びであろう．しかし，それはマイナスがゼロになったに過ぎない．また同様に症状が再燃するかもしれないし，再燃を繰り返して徐々に能力低下をきたしていくかもしれない．薬物療法はマイナスをゼロに近づけることを目的としているからである．つまり症状を改善する治療である．また，修正型電気けいれん療法にしても，薬物療法で対処できない症状に対して症状の消退・軽減を目的に施行される．これもマイナスをゼロに近づけることを期待するものである．

さらには，いったんよくなっても治療者との間に信頼関係が

できていないと治療は中断しやすい．統合失調症や双極性障害などの症状の再燃防止が重要な疾患では，服薬継続の重要性は繰り返し説明されるはずである．しかし，少なくない確率で怠薬・服薬中断が起こるのである．治療者は患者の病識が乏しいから，服薬管理ができないからと理由付けするが，信頼できる治療関係が構築されていたのか否かを検討する必要がある．患者は少しでも早い退院を期待して，治療者に対して従順になる．一方的に指示を受け入れることをもって，必ずしも良好な治療関係ができているとはいえない．患者が疑問を持ったら臆せずに気軽に尋ねられること，納得いかない場合はその旨を対等にやり取りできることが大切である．

　それでは現在さまざまな疾患に対して実施されている認知行動療法はどうであろう．この療法はうつ病や強迫性障害，不安障害，そして依存症にも広く行われている．この療法は簡単にいうと，その患者の考え方の癖を修正して，問題となる行動を別の新たな行動を採れるようにするものである．この治療法は対処能力を身に着けるということから，先の治療法に比べてマイナスをプラスにまで高められるかもしれない．ただしこの療法も技法だけをマスターしても効果は長続きしない．治療が終了すると元に戻ってしまうという問題がついてくる．ここでも信頼関係ができていない状況では効果は期待できない．

　以上は精神科治療における代表的なものである．いずれの治療も信頼関係の重要性を否定しているわけではないが，どうしても技法やテクニックに重点が置かれがちとなる．薬物療法や修正型電気けいれん療法は副作用や事故のリスク軽減に熱心であり，認知行動療法はその効果測定と有効性評価に熱心である．

　しかし重要なことを軽視していないか自問する必要がある．治療を提供する治療者の姿勢や患者との信頼関係の構築の程度により，治療効果は大きく左右されるのではないだろうか．多

くの治療効果測定には，患者との信頼関係の状況はみえてこないのである．動機づけ面接法の開発者であるR.ミラーは，治療効果を左右するのは「治療者の患者に対する共感性である」としている．どの治療法を選ぶかよりも，どの治療者を選ぶかの方が治療の有効性を決定することもあるだろう．

2 脳科学優先の精神医学の時代に心すること

　近年，精神医学は確実に脳科学に舵が切られている．精神医学は医学である以上，脳科学が主になって行くであろう．これは当然の流れである．むしろ精神医学が科学になってきたことに意義はあるのかもしれない．ただし，精神科医療は脳科学とは異なる．精神科医療が人間の脳ばかりを診ていたのでは治療にならない．精神科医療は，「脳を診る」というよりは「心を診る」医療であるとする方がしっくりするのは筆者だけではないであろう．症状は脳から発せられるが，症状は心に現れる．

　筆者が危惧するのは，精神医学が脳科学の比重を増せば増すほど，精神科医療は脳科学に基づいた生物学的治療に躊躇なく向かうことである．生物学的治療が強力で速効的であるために，どうしても治療者は優先的に選択する．治療ガイドラインの多くは，薬物療法の方法について記載されている．筆者は薬物療法を否定しているわけではない．むしろ筆者自身，積極的に薬物療法を行っていると自覚している．

　問題となるのは，症状を診て心を診ていない，人を診ていない，ということになっていかないかということである．そして，症状を把握して，エビデンスに基づいた薬物療法を実施することが精神科医療である，と勘違いしていないだろうかということである．精神科医療は心の問題から離れてはならない．薬物療法で症状が治まれば心の問題は解決したとはいえないからである．精神科医療が目指す目的は，症状の消退ではないはずで

ある．患者の苦悩が軽減し，よりよい生活を送れるようになることである．これは薬物療法などの生物学的治療だけで達成できることではない．

　他の医学分野に比べ，精神医学は解明されていないことがまだまだ多い．わからないことの方が多い状況が続いている．精神医学がより一層発展・進歩し，精神疾患・精神障害の病態解明と治療法が確立することを強く願っている．しかし，いくら精神医学が発展したとしても，病態や治療法が明らかになったとしても，治療者が患者との信頼関係を構築することの重要性は，決して低下するものではないはずである．精神医学が発展することを願いつつ，治療的対応は同時に高めていく必要がある．でなければ心は癒されない．人は癒されない．精神医学がいかに発展したとしても，人と人とが信頼関係でつながることの重要性を軽視してはならない．それは精神科医療を劣化させ，精神医学の恩恵を患者に提供することの妨げになるからである．脳科学で得られた知見は，治療者を通して患者に提供されることを忘れてはならない．

$\boxed{3}$ 薬物療法は症状を改善し信頼関係は人を癒す

　筆者はこれまで述べてきたように，患者が病的状態になる場合の多くは，人との間に信頼関係が持てなくなっていること，そのために人に癒されることができていないこと，人とつながっていないことに起因していると考えている．薬物療法で症状が改善することで苦痛は軽減するであろう．しかし，それだけでは心は満たされない．人を信じられるように支援すること，人とつながるように支援すること，つらい時に正直な思いを話せて人に癒されるように支援すること，このことが中心になるべきである．たとえ薬物療法がメインになると考えられる統合失調症や双極性障害などであっても，大切なことは同じである．

　治療者は患者の心から離れてはならない．なぜなら，患者は人だからである．心があるからである．精神科医療が脳科学一辺倒の流れに圧倒され，薬物療法のみで対処しようとしたとき，精神科医療は滅びるのではないだろうか．薬物療法は症状を軽減する．これはもちろん大切なことである．しかしもっと重要なことは，信頼関係の構築なくしては人を癒すことができないという事実である．

　信頼できる治療者からの薬物療法は，そうでない治療者が行うより有効である可能性がある．また，治療の中断や服薬の中断も起こりにくいはずである．精神科治療は信頼関係を基盤に行われるものである．薬物療法も信頼関係に基づいて行われて効果を期待できるようになると考えている．関係作りを軽視して，いたずらに薬物療法を強化したり変更を繰り返したりしてもうまくいかないであろう．

4 信頼関係のない精神科医療は患者を傷つける

　信頼関係の構築が精神科医療には最も重要なファクターである．信頼関係のない精神科医療は，患者を傷つけるであろう．先にも述べたが，信頼関係のない医療は暴力である．信頼関係のない入院や行動制限も暴力であることを肝に銘じておかなければならない．信頼関係を築くことは治療者の責務である．

　精神科医療は人間の大切な心を扱う医療である．きわめてデリケートな領域である．それは決して薬物療法でどうにかなるものではない．実際に薬物療法ではどうにもならない精神疾患はたくさんある．治療者が，患者と人として向き合わなければならない．

　薬物療法は対症療法である．信頼関係を築き人から癒されるようになることが根本治療なのではないだろうか．薬物療法はあくまで補助的な療法であるという認識が必要ではないだろう

か．でなければ，力ずくで薬物療法を強化して症状を抑え込もうとすることが起こる．副作用が出ていても症状を抑えることが優先される．非自発的入院では，患者が拒んでも処方薬は強制的に飲まされる．服用を頑なに拒否すると注射剤を打たれる．電気けいれん療法を実施されるかもしれない．

　最終的に強制的な治療によって退院時に症状が消退していても，患者には心の傷が残るのではないだろうか．せめてその傷を最小限にするためにも，信頼関係の構築を疎かにしてはならない．「誰も傷つけない誰も傷つかない精神科医療」でなければ，どこかおかしいと考えなければならないのではないだろうか．

5 ｜ 信頼関係がないとスティグマが蔓延る

　信頼関係がないと治療者は患者の表面的なものしかみえない．そしてみようとしなくなる．一人の心ある人間として診ないと治療は見当違いの方向に向かってしまう．患者に対する決めつけが起こり，生身の人間であるということを忘れてしまう．患者は心を持った人間であるという意識が薄れてしまう．スティグマが蔓延るのはこのような状況ではないだろうか．

　信頼関係のないところに誤解が生まれ，偏見が育ち，スティグマが定着する．社会で起こっているさまざまなスティグマは，生身の人間である相手と心離れた状況で形成されている．信頼関係のないところに，誤解と偏見と差別が発生して増強され，スティグマが蔓延っていくことは間違いない．

　人間はスティグマを持つ生き物である．持ってはいけないと言っているのではない．スティグマを持ってしまうからこそ，そのことに敏感である必要がある．スティグマを放置しておくと信頼関係は深まらず，関係構築の最大の障害となる．このことを理解して，適切に対処することが治療者にとっては重要で

ある.

　治療者がスティグマから解放されるためには，厄介で関わりたくない患者が回復して魅力的な人になっていくという経験が必要である．このような経験を積めると，楽観的に希望をもって前向きに関わることができるようになるものである．治療者が厄介で関わりたくない患者を信じられるようになるということでもある.

6 精神療法と診療報酬　〜精神療法の形骸化〜

　精神科の治療といえば，先に述べてきた薬物療法と並んで「精神療法」が必ずあげられる．医療機関が保険請求する際には，何分間の精神療法を何回行ったかで請求額が決まる．誤解を恐れずに言うと，極端な話，立ち話でも回診時のやり取りでも患者と会話を交わすと医療費が請求できるのである．面接の中身は問われない．内容を診療録に記載すればいいのである．治療的に重要で貴重な面接をしても，世間話に終始しても医療費は同じである．面接時間が5分間を超えているか30分を超えているかが条件となる．初診時は1時間を超えているかの項目が加わる．このような医療システムであるため，外来では5分余りの時間で症状を確認し，その変化に合わせて薬物療法を行うだけで精いっぱいである．薬物療法中心ではなく，きちんと信頼関係を構築するために，じっくり話を聴かせてもらおうとすると収益が上がらない．一人の患者に時間をかけていると経営が逼迫するのである.

　かつてわが国の精神科領域では精神病理が脚光を浴びていた．統合失調症の精神病理や境界例，強迫性障害，摂食障害などの精神病理をテーマに活発に論じられていた．しかし今は往時の見る影もない．多くの治療者は関心を失っている．多くの治療者は，患者の内面を理解し信頼関係を構築していくことは，「当

然大切なこと」と答えるであろう．ただし，頭の中ではそう思っていても実臨床の場面では，具体的に工夫したり悩んだりしているであろうか．どうしても薬の選択や使い方が優先される．一人ひとりに時間をかけて診察していたのでは商売にならない．「3分診療」と揶揄されるが，現実的には薬物療法で対処せざるを得ない状況になってしまうのである．

しかし，そんな制限がある状況であっても，初診時は多少時間をかけてでも良好な関係を作ることに努め，その後は短い時間であっても心を通わせる工夫を続けていくことで，信頼関係に基づいた有効な治療は可能であると考えている．

初診時は，「ようこそ」と患者を歓迎し，情報を集めながら患者に共感を示す．患者の困っていることの改善・解決を治療目標とする．そのために何ができるかを一緒に考える．提案はするが押し付けることはしない．そして何より初回の出会いでどこまで信用してもらえるかに忠心する．ここが良好にできれば，次回以降はポイントを押さえて確認しながら信頼関係を深めていく．続けて通院してもらえるように最大限配慮して，人と人との健全な関わりを続ける．これだけでも有効な治療を構成していける．10分の関わりでも工夫によって生きた治療にできると考えている．治療者の意識の持ち方次第で，「精神療法」の意味合いは変わるのである．

7 精神科救急と信頼関係

精神科救急において，信頼関係の構築はきわめて重要である．なぜなら，精神科救急では行動制限が日常的に行われる．身体拘束や隔離，外出制限などが課される．治療者である精神保健指定医に大きな権限が与えられており，患者と治療者との立場の差が圧倒的に大きいのも精神科救急の特徴といえよう．だからこそ，信頼関係の構築に努めないと患者は深い傷を負う．そ

の傷のために，精神科医療から離れてしまう患者がいる．外傷体験となって，精神科医療に対する信頼を二度と持てなくなることもある．厄介で関わりたくない患者を作ってしまうことになる．非自発的入院で行動制限をされていた際の不安と苦痛を今でも忘れない，と訴える患者の話をしばしば耳にする．

　精神科救急には，病状の悪化が待ったなしの状況で問題行動に及び保護されて受診することが多い．多くの治療者は，患者が救急に来るくらいに具合が悪いのだから，信頼関係の構築よりも，積極的に症状を抑えるための薬物療法が課題であると考える．しかし，精神科救急は患者にとって精神科医療との最初のコンタクトである場合も少なくない．そのファーストコンタクトの印象が悪いと今後の治療に悪影響を及ぼすことになる．

　つまり，精神科救急だからこそ，治療者は患者との間に信頼関係を築かなければならないのである．精神科救急では慌ただしく，待ったなしの状況で，早くに症状を抑えることが優先される．信頼関係どころではないとする治療者もいるであろう．しかし，急性期症状の安定と信頼関係の構築は，同時に行われるものであり，行えるものである．直ちに信頼を得ることは難しくても，その意識を持ち続けて関わることで，後の治療経過を左右すると考えている．私たちは精神科救急を，行動制限を強いて薬物療法を提供するだけの場にしてはいけないのである．

　急性期の精神病患者に対して行われるオープンダイアローグの手法は，現在の精神科救急においても応用できる可能性はあるはずである．行動制限と薬物療法を主とする対応のアンチテーゼでもある．また，認知症患者に対するユマニチュードは，ここであえて述べるまでもなく，混乱した急性期の精神病患者に対しても有効であるだろう．というより，むしろユマニチュードを取り入れた対応こそ，精神科救急には必須であるとさえ思える．これらの新しい手法が海外から入ってきており，

それが看護師を中心に熱心に学ばれている状況に期待している.

筆者は長年，精神科病院の質は看護師の質によって決まると考えてきた．看護師の対応を見ると，その病院の質がわかる．それは，患者と最も接する臨床現場の最前線であるからである．人と人との関わりが最も多く，患者に癒しを提供できる役割も大きいからである．精神科医療の質の向上のためには，看護師やコメディカルスタッフの質の向上が必要である．医師は独善に走りやすいことを前提として，精神科医と対等に話し合える非医師スタッフの立場の向上と尊重が，多職種チームでの精神科医療には不可欠である．これは精神科救急に限ったことでないことは当然であるが，精神科救急が円滑に良質な医療を提供するためには重要なテーマであることは間違いない.

8 │ 行動制限最小化と信頼関係

行動制限と信頼関係について考えてみたい．精神科救急場面での非自発的入院となった患者との間にも信頼関係を築く努力は必須であるが，身体拘束や隔離などの行動制限を行っている患者に対しては，それ以上に信頼関係を築く努力は不可欠である．このような状況で，治療者が患者と信頼関係を築くことの困難さは言うまでもないが，それでも信頼関係のないままの非自発的入院や身体拘束や隔離などの行動制限を行うことは，患者に対する「暴力」である．患者にとっては拷問である．犯罪行為を起こしたわけでもないのに，強制的に著しく行動を制限されることは，患者にとっては「恐怖」であろう.

行動制限については，患者に対して行動制限せざるを得ない理由について通り一遍ではなく誠実に説明する．それと同時に，ではどうすれば行動制限を解除できるか，を患者と共に話し合う姿勢が求められる．患者に対して，「どうすれば身体拘束を解除できるか」，「どうすれば隔離を終了できるか」を，一方的

に治療者が決めるのではなく，可能な限り患者と協働で進めていく姿勢が求められる．問答無用の決定は，患者にとってどれだけの恐怖であるかを治療者は認識していなければならない．少しでも患者が納得のいくように，不安や恐怖を軽減できるように努めることが治療者の責務である．

　敢えてもう一度強調しておきたい．信頼関係のない行動制限は暴力である！」「信頼関係のない入院は暴力である！」「信頼関係のない治療は暴力である！」．治療当初はやむを得ない場合もあるだろう．しかし，信頼関係を築くように努力することは治療者の責務である．治療を提供する側の責務である．このことを怠ってはならない．患者が判断のできない状態であると一方的に決めつけて，治療者が患者を弄ぶようなことがあってはならない．

9 │ 長期入院患者と信頼関係

　長期入院患者について述べておきたい．わが国は世界最大の精神科病床を保有する国である．そして世界最大の精神科入院患者数を保有する国である．数年から数十年の入院を強いられている患者が多数ある．たとえば，平均入院期間が通常，欧米先進国では 1 カ月を超えないが，わが国では 9 カ月間であり，1 年以上の入院患者は 6 割（17 万人），5 年以上の入院患者が3 割（9 万人）にもなる（2017 年）．このこと自体，異常な状況である．このような状況が改善されずに続いている．

　患者の人権に配慮した医療や生活環境を提供している良心的な医療機関がある一方で，劣悪な環境の治療施設もあるだろう．なぜなら，1 カ月の精神科入院費は，一般の入院費の半額以下に抑えられているからである．医療を提供されているというより，行き場のなくなった患者を収容していると言われても仕方がない状況であろう．このような環境で，治療スタッフによる

暴力・虐待事件が時にニュースとなる．表に出るのは氷山の一角ではないだろうか．なぜなら，患者と治療者の立場の差，力の差が圧倒的に違うからである．患者の人権の保障は担保されていない．物言わぬ患者の声はどこにも届かない．

　長期入院患者が多いのは，治療を受けるというより生活の場になっているためであろう．病院は生活する場ではない．生活するための場がないのであれば，生活するための施設に移るべきである．そのような施設がないならば作るべきである．社会の中に居場所を作っていくべきである．それでも，入院が長期化しているために，施設や社会では生活できないという患者もあるだろう．今後，新たな長期入院患者を作らない方策が喫緊の課題である．

　長期入院を強いられている慢性の精神科患者は，どのような思いで日々を過ごしているのであろうか．精神科救急と同様に，長期入院患者と治療者の立場と権利の格差は大きい．明らかに対等な立場ではない．明らかに同じ人間としての扱いではない．このような入院の解消を真剣に考えなければならない．医療機関が行うべきではないことを長期にわたって続けている．本来ならば生活支援の施設が行うべきことを医療機関が行っている．

　このような不自然な状況を改善するために直ちにできることは，治療者との信頼関係の構築ではないだろうか．長期の不毛な入院であっても，少しでも意味のある日々にするためには，治療者は患者との間に信頼に基づいたよい関係の維持に努めることである．そうでなければ患者は報われないであろう．入院患者が入院していることで，安心と癒しを感じられるようにしなければならない．その先にそれぞれの患者の社会復帰がみえなければならない．

　患者の選択権を最大限保障する必要がある．このようなわが国の状況を一日も早く解消しなければならない．マクロの改革

は，国が主導で行わないと動かないであろう．すでに実行して
いると言われるかもしれないが，実際には微々たる変化でしか
ない．今日からでもできるミクロの改革として，患者を尊重し
患者の声に耳を傾ける姿勢が治療者側に求められる．

10 わが国の精神科医療改革に向けて

　わが国の精神科医療には問題が山積している．そのひとつが
入院患者の圧倒的な多さであり，長期入院患者の多さである．
わが国の精神医療の特徴は，「治療」のためではなく「収容」「生
活」のための入院が存在するということである．「異物は排除・
村八分」は，現代日本人の価値観の特徴のひとつである．精神
科患者は社会にとって「異物」である．「異物」とは信頼関係
は結べない．結ぶつもりはない．そのような状況が現実なので
はないだろうか．何十年も精神科病院に入院してきた患者の思
いを，私たちは想像したことがあっただろうか．何十年も入院
を続け精神科病院で一生を終える患者の人生を，私たちは想像
したことがあっただろうか．精神科医療から信頼関係がなくな
れば，それは医療ではなくなる．信頼関係のない非自発的入院
は「暴力」である．隔離や身体拘束が加わるとなおさらその「暴
力」は深刻となる．信頼関係の構築があるからこそ，辛うじて
医療の体を保っているといっても過言ではない．

　とくに精神保健指定医には，強力な権限が与えられている．
個々の医師の善意に期待しても，所詮ひとりの人間である．人
が他者に対して権限を持つと，人は独善的になりやすい．権限
を及ぼせる対象に対して，対等な人間であるという認識は薄れ
やすいであろう．それは仕方のないことであり，そのことを前
提とした患者に対する安全弁をシステム化しておかないと，知
らず知らずに患者に理不尽な傷を負わせることになる．

　それでは精神科医療の具体的な改革として，何をすればいい

のであろうか．ひとつは行動制限の最小化の徹底である．安易に身体拘束や隔離を多用してはならないはずである．これら行動制限の要件をさらに厳しくしなければならない．行動制限の最小化の実現のためには，治療者の行動制限に関する意識を徹底して変えなければならない．さらに重要な改革として，医療保護入院実施の厳格化，あるいは廃止も含めた検討が必要であろう．医療保護入院をただちに廃止することは現実的ではないが，現状のままでいいわけはない．

精神科の入院は，ひとりの精神保健指定医の判断で決定される医療保護入院が主である．しかし，あまりに曖昧に簡便に施行されていることが問題である．いずれは任意入院と措置入院で対応するべきなのではないだろうか．現状の措置入院自体にも問題はあるものの，患者の行動を制限する権利を精神保健指定医個人に委ねることは危険である．それも自身の病院に入院させることは間違いが起こる温床となりかねない．性善説に基づいて施行されているわけであり，適切に施行されていると考えたいが，「もの言えぬ患者の人権」は守れているのであろうか．あまりに危ういと言わざるを得ない．

わが国の精神科病床の多さと入院患者数の多さは，他国に比べてけた違いであることは先に述べた．精神科病床が 34 万床，精神科入院患者は 28 万人であり，世界の 5 分の 1 を占めると報告されている（2017 年）．そのなかで，治療スタッフからの患者に対する暴力犯罪が表面化している．しかし，犯罪として表面化する例は氷山の一角に過ぎない．人権を軽視された劣悪な環境にある長期入院患者がどれほどあるのかを想像すると胸が痛む．未だに精神科病棟のなかはブラックボックスのままである．

精神科病院内では，圧倒的に治療者が患者に対して強い力を持って支配できる構造であることが問題である．どんなに誠実

JCOPY 498-22930

な治療者であっても，患者を見下してコントロール下に置くということが起きやすい．「患者と治療者が対等な人間であり信頼関係が構築されている」という最も重要な治療の基盤が損なわれてしまう．信頼関係のない治療は暴力である．このことの危険性を防ぐ対策が急務である．適切に実施されるための行政・司法の関与と，何より患者の人権侵害が起こらないように徹底する方策が求められる．「現状でも担保されている」と言われるかもしれないが，患者や良識ある社会が納得のいくものであるか否かが問われるのである．大多数の医療機関では適切に治療が行われていると信じたいが，このような危険性が常にあることを，精神科医療に携わるすべての関係者が自覚している必要がある．そして，精神科入院治療をブラックボックスから社会に可視化していく方策が求められる．

　精神科患者は，排除や収容の対象となるような「異物」ではない．尊厳ある人間である．そして患者は治療者と対等であるはずである．患者の人権を最大限重視した精神科医療へと改革することが必要である．医療者側に一方的な決定ではなく，患者の意見が当たり前に反映される医療であることが保障されなければならない．

　精神科医療制度の改革とともに不可欠なのが，治療者を含めた医療機関全体の，患者との信頼関係の構築に向けた取り組みであることは言うまでもない．患者と治療者が対等でないことが根本的な問題である．身体疾患患者よりも精神疾患患者が低くみられている．患者の声が反映されていない．それは必ずしも現実検討能力の障害の有無にかかわらない．精神科医療の場がそうなりやすい性格を持っていると言わざるを得ない．入院治療の場ではなおさらである．非自発的入院の場ではなおさらである．

　このような精神科医療の構造的問題が，厄介で関わりたくな

い患者を生み出しているように思えて仕方がない．治療者一人ひとりが患者と信頼関係の構築に向き合うならば，今日からでも，ひとりからでも，小さな精神科医療改革が実行できると考えている．その改革がわが国に広がったならば，現場からの精神科医療改革の実現が達成できるのではないかと，筆者は夢見ている．

11 人間関係が希薄な現代社会の精神科医療

　現代社会は，便利で快適なものを迷うことなく何の歯止めもなく追い求めてきた．近年，この傾向はますます加速していることは誰の目にも明らかであろう．私たちの日常生活から不便なこと，面倒なこと，不快なことは，忌み嫌われるものとして次々と排除されていく．手間のかかることは悪であるかのように，次々と便利な機器がこれを駆逐していく．それとともに，私たちは，とんでもなくストレスに弱くなっていることに気づかなければならない．

　努力，根性，忍耐などの言葉はすでに死語となっている．ハングリー精神はなくなり，目標も持たずに刹那的な快楽を求める方向へと向かう．そして，刹那的な快楽は人に満足をもたらさず続かない．人は繰り返し刹那的な快楽を求めざるを得ない．どうしても人は，簡単に手っ取り早く気分を変えられるものに向かう．そして，人間の生きる力は確実に弱くなっていく．

　ストレスに弱くなっている現代人は，頑張ることをあきらめ，目標や志を持たず，日々の快適さに浸る．他者への配慮といった面倒なことから手を引き，自己中心的になる．他者に配慮するのは他者への思いやりや敬意からではなく，他者が自分を攻撃する不安からである．そして，万事思うようにいかないと強いストレスを感じる．思うようにいかないものの代表は「人間関係」である．お互いが自己中心的に物事を考えるようになっ

ている状況で，良好な人間関係を築いていくことは難しい．

　傷つかない，ストレスを感じない，表面的なコミュニケーション以上のものは求めない．深い人間関係は重くて煩わしい．当然，人間関係は希薄になっている．SNS 上での匿名の批判的な書き込みや，他者に対する躊躇のないバッシング行為が「炎上」としてニュースになる．他者配慮のない攻撃や，承認欲求を満たすための発信，安易に刹那的なパートナーを求める出会い系サイトなど，生身の親密な人間関係は遠ざけられるとともに，SNS 上での人間関係が優位になっている．希薄な人間関係であるので，自分の意にそぐわなければ一瞬で「遮断」することができる．会って言いにくいことを伝える必要はない．こうして，形式ばかりの浅い人間関係が広がり，関係を「遮断」しても痛みは感じない．人間関係はあっても心が通じていない．人と人とはつながっているようにみえて，実は孤立している．人は「自閉」に向かっていく．孤立は依存症・アディクションの温床となる．

　便利さ快適さを求める傾向はエスカレートすればするほど，人々はストレスに弱くなり日常生活に多くの困難が新たに誕生する．その困難を排除するべく新たに便利なものが開発される．そのことに疑問を持っている余裕もない．多くの現代人は，以前の生活に引き返すことができない．

　そして，子供は大人をまねる．大人ががまんすることをよしとせず，便利で快適なものを求め，そのことが疑うことのない「当然のこと」とする生活を送っていると，子供はそれを「当然のこと」と受け止める．大人が会社でパワハラ・セクハラを繰り返せば，インターネット上で他人の批判を躊躇なく吐き出していれば，子供はそれを真似る．子供は疑問を持つことなくいじめを繰り返す．子供に「いじめはいけない」といったところで説得力はない．人々は自己の欲求を主張し，他者への配慮

は希薄になり，人間関係が表面的なものへと退化していく．人と人との信頼関係が築けず，孤立していった結果，どのような社会になっていくのかを考えると，暗澹たる気持ちになる．

　この状況は，「現代社会の依存症化・アディクション化」とも言えよう．わかっていても引き返すことはできない．人が便利で快適なものばかりを追い求め，世の中にストレスに耐えられない自己中心的な人間であふれたとき，どのような社会になっていくのだろう．すでにその弊害は至るところで現れている．私たちはこの先，どうなっていくのであろうか．

　現代社会では，個人が自分の権利や欲望を優先し，その傾向は家族に及び，さらに会社や組織に広がり，各国が自国の利益しか考えなくなっているように思えて仕方がない．そして，これからの社会では，さまざまな依存症・アディクションがさらに蔓延していくであろう．それは，メンタルヘルスの危機であり，依存症に限らず，さまざまな精神疾患の温床にもなる．このような状況で，私たちはこれからの社会をどのように生きていけばいいのであろうか．

　人は人とつながっていて人である．現代社会では自分の思うようにならない人間関係は忌み嫌われるようになっている．個人がストレスから解放されて自分の思うように生活できればいい．人との深い関係は不要であるとされてきているように思える．この世の中で，「信頼関係を築く」ということは時代に逆行していると捉えられてもおかしくない．依存症・アディクション的なものが蔓延（はびこ）るということは，人と人との信頼関係というものが危機状態にあることの兆候である．現代社会において，人は人から離れアディクションでその場しのぎをしているようにみえる．現代社会は，人が生きていく上で最も大切なことを放棄しているのではないだろうか．

　このような変化は精神科医療現場でも確実に起きている．治

JCOPY 498-22930

療は深く心に触れず脳科学に向かう．生きた人を診る医療から脳の異常を修正する医療に向かっている．両者ともに重要であるが，あまりに後者に偏っている．人の心は誰が診るのか．心のつらさは薬で対処するものなのか．私たちは，「ひとがひとを癒すということ」についてもう一度立ち止まって考えてみる必要があるのではないだろうか．

12 | 信頼関係の構築が精神科医療の最優先課題である

　信頼関係の構築は，精神科医療の最優先課題であり最重要課題でもある．このことは何度も繰り返し述べてきた．信頼関係が築けるということは，立場は異なっても人として対等であることである．相手を尊重していなければ，相手を知っていなければ，相手に共感していなければ信頼関係は成り立たない．信頼関係が築けているならば，治療者と患者の間のさまざまな問題がクリアされているということである．

　とするならば，治療者は何はさておき，信頼関係の構築に専心することである．

　あれこれ細かいことは後回しにしてでも，信頼関係が築けているならば治療は順調に進むことが予想されるのである．患者によっては，信頼関係の構築だけで症状はよくなる場合も当然ありうる．信頼関係自体が患者を癒すのである．人の力で人を癒すのである．それだけ重要な信頼関係の構築であるが，治療者はどこまで重視しているのか疑問である．その効果や意義を不当に軽視されてきたのではないだろうか．

　ここまで述べてきたことは，厄介で関わりたくない患者であっても，信頼関係の構築によって改善に向かうということである．治療の困難な患者にこそ，信頼関係は不可欠なものであることを強調したい．逆に治療がうまくいかないのは，信頼関係ができていないからではないかと自問する必要がある．精神

科医療は脳の治療ではなく，心の治療である．心の治療には信頼関係がなくては不可能である．このことは強調してもし過ぎることはない．

6. 人と信頼関係を構築するために どうすればいいか

　この章は本書において最も重要なテーマを扱う．何度もその重要性を強調してきた「人と信頼関係を築くためにどうすればいいのか」について考えたい．

　それは，「厄介で関わりたくない患者への治療的対応」を実践する核となる事柄でもある．厄介な患者には基本的な対応を，さらに丁寧に時間をかけて行えればいいのである．

1 信頼関係を持てるとはどういうことか

　そもそも，信頼関係を持てるとはどういうことであろうか．思いつくまま列挙してみる．

- その人といて安心できる
- その人といてリラックスできる
- その人に心開ける
- その人には素直になれる
- その人といると落ち着ける
- その人といるとありのままの自分でいられる
- その人といて元気になれる
- その人といて温かい気持ちになれる
- その人といて笑顔が自然に出る
- その人に自己主張しなくていい
- その人に隠し事を持たなくていい
- その人の考えを尊重できる
- その人といて心が満たされる

- その人と考えが違っていても尊重できる
- その人といて幸せを感じる
- その人といて癒される

　では，どうすれば人は人と信頼関係を持てるのであろうか．
思いつくまま列挙してみる．
- 人に関心がある
- 人が好きである
- 人を信用できる
- 自分に余裕がある
- 自分を肯定的に受け入れている
- 自分に信頼できる人がいる
- 楽観的である
- 相手に関心を持つ
- 相手をコントロールしようとしない
- 相手に嫌悪感を持たない
- 陰性感情・忌避感情から解放されている
- 偏見・スティグマから解放されている
- 相手を受け入れようとする
- 相手の生きてきたストーリーを辿れる
- 相手の人生に関心をもつ
- 相手の人生に共感する
- 相手の健康でよいところを認める
- 相手を丸ごと受け入れる
- 家族・友人・同僚との関係が良好である
- 他の人と信頼関係を築けている
- 他の人に癒されている
- 人を尊重できる
- 人を恐れない

JCOPY 498-22930

- 人に役に立った経験が多い
- 人に喜ばれた経験が多い
- 人に親切にされた経験が多い
- 人に愛された経験が多い
- 人に助けてもらった経験が多い
- 人を助けた経験がある
- 人に悪意を持たない
- 人を正そうとしない
- 人を無理に変えようとしない
- 人を責めない
- 人と受容的に接することができる
- 人と対決しようとしない
- 人といて安心できる
- 自分の正直な気持ちを話せる
- 人に共感できる
- 気持ちに余裕がある
- 誠実である
- 穏やかである
- 思いやりがある
- 感情的にならない
- 相手を大切にできる
- 相手の話を真剣に聴ける
- 相手の苦しみを理解できる
- 約束を守る
- 嘘をつかない
- 自分の生活に余裕がある
- 悩みを克服した経験がある
- 自己効力感がある

人が人と信頼関係を持てるために何が必要であるのだろうか．

人を信じられる人しか人を癒すことはできない．人を信じられる人が，苦しんでいる人に人を信じられるように手助けすることができる．そうして人を信じられるようになった人は，また別の苦しんでいる人に人を信じられるように手助けすることができる．信頼関係はこうして広がっていく．

誰かが人を信じられるようになるためには，その人の側に人を信じられる人がいなければならない．人を信じられる人がいる家族，施設，グループ，コミュニティ，社会では，人を信じられる人が生まれる．ひとを信じられる人があふれた社会は，人に癒される社会である．人を癒せる社会である．信頼に裏付けられた幸せを生み出す社会である．

信頼関係が築かれる場所は，温かい雰囲気に満たされている．笑顔がみられる．安心感・安全感が広がっている．無条件で味方であると信じられる人とつながっている．信頼感が持てるということは，何より人からの安心感が保障されているということである．そのことで心が癒される．満たされる．つまり幸せを感じられるということである．このような状況では，心が病むことはないであろう．病んでいても癒されるはずである．人が人と信頼関係がつながっている社会は，間違いなく幸せな社会である．そうなれば何とすばらしいことであろう．

2 厄介で関わりたくない患者と信頼関係を築くために必要なこと

では，本書のテーマである「厄介で関わりたくない患者」と信頼関係を築くために何が必要なのであろうか．それは「人が人と信頼関係を築くために必要なこと」と当然重なる．ただし，容易に信頼関係を築けない人たちであることに留意する必要がある．そして，治療者が陰性感情・忌避感情を刺激されるようなマイナス評価の患者たちである．ただ，治療者としては避け

たくても避けていては治療にならない．心理的距離が離れたまま薬剤を処方したり，プログラムを実施したりしてもうまくいくはずがない．

　では，人を信じられない患者といかに信頼関係を築くか．適切な治療を適切な態度で提供することは当然のことであるが，その際に治療者のそのコツをひとつ挙げるなら，「厄介で関わりたくない」という意識を持たないことである．そのネガティブな意識・感情から解放されていることである．この意識を持ったままで治療はできない．治療者はプロフェッショナルとして，患者に抱く陰性感情を払拭しなければならない．肯定的に患者を受け入れられるか否かが重要である．

　筆者は，患者と信頼関係を築く方法に，病気の種類は関係ないと考えている．病状が激しく，全くこちらを認識できないような状態であればやむを得ないかもしれないが，それを除けば同じ対応でいいと考えている．病気によって人間が変わるわけではない．人に対して大切なことを一人ひとりの患者に対して行うだけである．病名で人を判断するのではない．病名ごとに対応を変える必要はない．正しい対応はどんな患者にとっても共通して正しいはずである．○○病の○○さん，△△病の△△さん，に対応するのではない．○○さん，△△さん，に対応するのである．人を病名で判断してはいけない．一人ひとりが尊厳ある人である．このことだけを頭に入れておきたい．

　患者と信頼関係を築きたいなら，まず治療者が患者を信じなければならない．駆け引きでなく100％その患者の中にある良心や可能性を信じる．患者のことを，よい方よい方に受け取る．騙されてもいい．信じ続ける．そうするといつか通じる．そして通じたときの見返りは大きい．ただし，見返りを意識して対応するとうまくいかないことが多い．見返りは大きいが見返りを期待しない誠実な対応が大切である．

　筆者が学生だった若いころ，ひとりでアジアを旅していた時のことを話しておきたい．

　ひとり未知のアジアの国に降り立った私は，心細くて人恋しかった．そこで，緊張しながらも笑顔で路地裏に入って行った．外国人など全く見かけない名もない街でのことであった．最初に近寄って来たのは子供たちであった．私は嬉しくて子供たちと無邪気に遊んだ．シャボン玉を飛ばしたり，紙飛行機を作って飛ばし方を教えたりして一緒に楽しい時間を過ごした．人とつながりたかった私は心から嬉しかった．そのうち，大人たちが家から次々と出てきた．「変な奴が来た」と思ったことだろう．「私は敵ではありませんよ．みなさんと仲良くなりたいだけですよ」という思いを，みんなに全身で懸命に伝えた．私は，「裏切られても騙されても生きて帰れれば本望」という思いで，彼ら彼女らに近づいていった．理由なく，彼ら彼女らとつながれると信じていた．現地の人々はいい人だと信じていた．

　こちらがいい人だと思って心開いて接し続けると，相手は「いい人」になる．心が通じる．親切にすれば親切にされた．信じると信じてくれた．嬉しいと相手も喜んでくれた．悲しいと相手も涙を流してくれた．心が通じていると実感できた．

　このようなことは，アジアの行く国々で同じように経験した．怖い目に一度も合うことなく，どの国に行ってもみんなが受け入れてくれた．そしてみんな親切で優しかった．ある人はお茶と菓子を出してくれた．ある人は，食事を食べて来るようにと誘ってくれた．ある人は，泊っていくようにと家族総出で迎えてくれた．しばらく滞在した後に次の街に向かうときには，何人も涙を流してくれた．いつまでも手を振ってくれた．

　どこの国に行っても帰りの飛行機の中で，「このまま飛行機が墜落しても本望だ」「何て自分は幸せなんだろう」と私は満たされた気持ちで目頭が熱くなった．彼ら彼女らは，私に何ひ

166

とつ求めてこなかった．私は，みんなと話し，歌い，絵を描き，食べ，眠り，あちこちに連れて行ってもらい，遊び，笑った．それだけのことであったが，これまで感じたことのない満ち足りた幸せを経験した．人は信じられると確信した．これが私の宝物のような体験である．

　その後，精神科医になった私は，人を信じられなくなっている患者に対して，アジアでの経験そのままに，「私は敵ではありませんよ．あなたとつながりたいだけですよ」という思いで，関わっている．人間不信に苦しむ患者とつながれた時，患者は回復していく．そして私も心満たされる．固く心を閉ざした患者であっても，焦らずに笑顔で「敵ではありませんよ」とメッセージを伝え続けると，そのうちに通じるようになる．信頼関係を築けるということは何と素晴らしいことなのであろう．信頼関係が築けたとき，お互いが満たされ癒される．信頼関係は双方向性のものだからである．

　人を信じられない患者に受け入れてもらうためには，こちらから信じること，治療者からまず患者を信じることである．丸ごと患者を信じること，丸ごと受け入れること，ときに患者に裏切られるかもしれないが，そのことを責めず，怒らず，また信じることである．信じ続ける態度が患者と治療者との厚い心の壁を溶かしていくように思う．信じ続けることで患者は変わる．押し付けがましく「信じている」と繰り返し伝えることは，患者に対して圧力になる．自然体にやんわりと信じ続けていると，あえて言葉で言わなくても伝わるものである．少なくとも，敵ではなく味方として寄り添ってくれていると感じてもらえればいいのである．見返りは求めずただ信じ続けることが大切である．

　繰り返すが，治療者が患者を信じることから始まる．信じら

れた患者はいつか治療者を信じるようになるであろう．それが速いか遅いかは患者個々による．それを焦らず慌てず待つことである．患者が信じてくれたから治療者も信じるのではない．治療者がどんな患者でも無条件に信じるのである．治療者から無条件で患者を信じよう．患者に裏切られたところで治療者にとって大した傷にはならない．なぜなら，治療者自身が家族，友人，同僚らと信頼関係を持てていれば人から癒されているからである．

厄介で関わりたくない患者は，治療者から信じなければ何も変わらない人である．信じなければ何も生まれない．何も始まらない．これが，彼らが人を信じられるようになるためのコツと言えよう．人間不信の強い患者との信頼関係の構築は，治療者が患者を丸ごと信じることから始まる．では，治療者は患者の何を信じるのか．それは，患者の良心であり，患者の変わろうとする力であり，変われる可能性であり，治療者を受け入れてくれることであり，信頼関係を築けることであり，病気がよくなることであり，よくなるために努力してくれることであり，正直になってくれることであり，信頼に足る人になることであり，尊厳ある人間であることである．そして，自己肯定感が高まり，自己効力感が高まり，人とつながり幸せを感じてもらえることである．つまり，患者の持つ可能性のすべてを信じることである．裏切られるとしたら，それはまだ心が通じていないということである．

これまで筆者は長年にわたって臨床現場に身を置いてきた．何度も逮捕されて刑務所に行った患者は数えきれないほどいた．暴力や問題行動を繰り返す患者も多数あった．しかし，どのように関わってもどうにもならない患者はいなかった．彼ら彼女らは総じて，自信がなく，自己肯定感が低く，人を信じられず，本音を言えず，見捨てられる不安が強く，孤独で寂しく，自分

を大切にできない不器用な人たちであった．凶悪に見える患者も，実は不安で自信がなく虚勢を張るしかない人たちであった．人から馬鹿にされないように威嚇したり，嘘をついたり，トラブルを起こしたりしてきた．

「厄介で関わりたくない」と思ったら，予想通り問題が起き，両者は傷つき，治療は失敗に終わっただろう．そんな患者でも，治療者自身が人からのバックアップを得て誠実に患者を信じ続けると，あるとき患者は動き出す．変わり始める．そして，お互いが心通じたと感じられる．

こうして，人間不信を原因として，厄介で関わりたくない患者となっていた患者と信頼関係を築くことができ，患者の変化を目の当たりにすると，治療者はますます人の可能性を信じられるようになる．人を信頼できるようになる．その思いがまた次の患者を信じる原動力となる．信頼関係を築けることにより，治療者も癒され勇気づけられるからである．そして，楽観的に患者を受け入れられるようになる．人を信じられることのすばらしさが，治療者を変えていくのだと実感している．

厄介で関りたくない患者と信頼関係を築けるならば，そうでない多くの患者と自然に良好な関係を築けるようになるであろう．厄介で関わりたくない患者から逃げずに関わるならば，治療者は成長できるであろう．患者が治療者を育てるのである．それだけでなく，治療者は人とつながっていることの幸せを実感できるはずである．これが精神科医療に関われる者の醍醐味であると感じている．

これまで述べてきた，厄介で関わりたくない患者と信頼関係を築くために必要なことを，以下の 表11 〜 表14 にまとめて提示する．重複するところもあるが，それだけ重要であると理解していただきたい．

表11 厄介で関わりたくない患者の治療者として望ましいこと

1. 治療者が健康で余裕があること
2. 治療者が人を信じられていること
3. 治療者に「安心できる居場所」と「信頼できる人間関係」があること
4. 治療者が人に癒されていること
5. 治療者が治療において成功体験を持つこと
6. 治療者が回復した患者に会うこと
7. 治療者が回復を信じられていること
8. 治療者が回復した患者とつながっていること
9. 治療者が回復に楽観的な考えを持っていること
10. 治療者が患者を無理に変えようとしないこと
11. 治療者が患者を正そうとしないこと
12. 治療者が患者を人として尊重できていること
13. 治療者は患者と対等の立場にあると理解していること
14. 治療者から無条件で患者を丸ごと信じること
15. 治療者が他の治療スタッフと信頼関係が築けていること

表12 患者対応の基本的な心得 10 か条

1. 患者中心のスタンスを常に維持する
2. 患者に敬意をもって誠実に対応する
3. 患者の現状をそのまま肯定的に受け入れる
4. 患者の問題行動は症状の影響が大きいことを理解する
5. 患者の問題行動は苦痛の軽減により軽快することを知る
6. 治療目標を症状の消退に焦点づけしない
7. 治療目標は患者の困っていることに焦点づけする
8. 患者の問題行動を責めずに受けとめる
9. 患者に陰性感情を持たずに関わり続ける
10. 患者の問題行動に囚われず信頼関係の構築に努める

JCOPY 498-22930

表13 厄介で関わりたくない患者の治療的対応の留意点

1. 厄介な患者にこそ治療・支援が必要である
2. 厄介な患者はいつまでも孤独でエンパワメントできない
3. 厄介な患者ほど信頼関係を築けると劇的にかわる
4. 厄介な患者と信頼関係を築けると病気や症状はよくなる
5. 厄介な患者と信頼関係を築くことに専心することが大切である
6. 治療者は厄介な患者に対する自身の偏見・スティグマをみつめる
7. 治療者は厄介な患者に対する自身の偏見・スティグマを克服する
8. 厄介な患者でも治療者の関わりで変わることができる
9. 厄介な患者と信頼関係を築けると他の患者とも容易に築けるようになる
10. 厄介な患者の回復は治療者を勇気づけてくれる

表14 厄介で関わりたくない患者の対応の手順

1. 患者に対して「厄介で関わりたくない」と思わないこと
2. 患者を笑顔で歓迎すること
3. 患者に対して味方になりたい意思を伝えること
4. 患者の困っていることを聞き取ること
5. 患者の困っていることを支援すること
6. 患者を正そうとしないこと
7. 患者に押し付けることはしないこと
8. 患者にいい変化があれば指摘して喜ぶこと
9. 患者に悪い変化があれば懸念を示すこと
10. 患者が正直な思いを話してくれたら感謝すること

7. 厄介で関わりたくない患者にこそ 支援は必要である

　厄介な患者は治療や支援につながらない．治療や支援を求めないから厄介になっているともいえよう．そして，厄介な患者は，治療者から敬遠される．アルコール患者だから，薬物患者だから，パーソナリティ障害だから，自傷行為をするから，自殺企図があるから，過量服薬があったから，暴力行為があったから，薬を飲まないから，入院が必要になるから，言うことを聴かないからなどの理由で診療を拒まれることがある．

　治療者が関わることを敬遠するような患者は，間違いなく孤独である．当然，人と安心できる関係は持てないだろう．信頼関係とは遥か遠いはずである．そんな患者にこそ，積極的な治療・支援が必要である．「積極的」というのは，強制的であったり，患者の意向を無視したりということではない．こんな患者にこそ，治療者が無条件で丸ごと信じることから始めるという「積極性」が必要なのである．こんな患者と信頼関係が築けたとき，どんなに心満たされるだろう．

　繰り返すが，厄介で関わりたくない患者は，人間不信が強く，人に助けを求められない．苦しくても苦しいと言えない．助けてほしくても助けてと言えない．ある治療者が「関わりたくない」と感じる患者は，他の治療者からも同じように感じられる．そんな患者には誰も手を差し伸べない．だからより苦しくなり，さらに厄介で関わりたくない患者になる．このような患者にこそ，最優先で手を差し伸べる必要がある．最も孤独で苦しい患者であるからである．

172

彼ら彼女らに対して，「私は敵ではありませんよ．あなたとつながりたいのです」と，無条件で丸ごと受け入れることから始めよう．ひとりが不安ならチームで関わろう．お互いが信頼関係でつながっているチームであれば，患者に奇跡のような変化が生まれる可能性がある．孤独だった患者と信頼関係が築けたとき，患者の人生が変わり始めるだろう．治療者の心は温かく満たされるだろう．

誰も傷つけない，誰も傷つかない精神科医療を，当たり前に提供される日が来ることを期待している．カギは治療者の手の中にある．

このような配慮をしても治療が滞ることもあるだろう．うまくできていると思っていても，いつの間にか問題が起きていることもある．そんなときは，一度立ち止まって，多職種チームや関係者で基本的な事柄について再確認することが必要である．そのリストを 表15 に示す．

表15 治療が滞った時にチームで再確認しておきたいこと

1. 治療者が患者に陰性感情を持っていないか
2. 良好な治療関係ができているか
3. 患者の望んでいることは何か
4. 治療者と患者の治療目標は一致しているか
5. 患者に動機づけができているか
6. 患者が変わる力を適切に評価できているか
7. 患者をエンパワメントできているか
8. 治療者が結果を出すことに焦っていないか
9. 薬物療法だけで患者を変えようとしていないか
10. 患者の変化にブレーキをかけている他の要因はないか

以上のどこかが不十分ではないかをチームで確認したい．これらを念頭に，患者に関わる治療者が余裕を持って楽しく関われていれば，患者は早晩良い方向に動きだすであろう．人が変

わることは容易ではない．心を病んで消耗している患者はなおさらである．そのことを共有し，焦らず，無理強いせず患者を見守り続ければよい治療的対応となる．

　もし，再確認した項目に問題があると気づいたなら，そのことを丁寧に修正していければいい．たとえスムーズにいかなくても，患者のことを思ってチームで試行錯誤している姿が，患者の気持ちを動かすこともある．いずれにしても，無理強いするようながむしゃらな関わりではなく，温かく寄り添う人の関わりが患者を癒し，エンパワメントしていくであろう．

　ここまで述べてきた大切なことは，あらゆる精神疾患の患者に対して，あらゆる支援の立場にある人たちが意識して関わってもらえると嬉しい．患者とよい治療関係が築くことができ，患者がよい方向に変わると，治療者は幸せを感じられるはずである．そのことを実感できる治療者・支援者が一人でも増えることを望んでいる．

　厄介で関わりたくない患者の治療的対応に重要なことは，精神科治療全般において何が大切であるかを凝縮して示している．厄介で関わりたくない患者の回復は，「奇跡」である．「奇跡」は人との関わりにおいて生まれることを確信している．

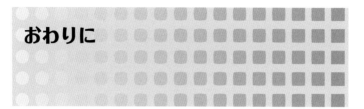

おわりに

　最近，ある覚せい剤患者に起こったことをお伝えしたい．彼
は数年にわたり連日覚せい剤を使用していた．家族に対する被
害関係念慮からときに暴力的行動に及ぶこともあった．父親と
兄が何とか彼を説得して筆者の外来を受診した．彼は家族の前
では多くを語らず，家族に不信感を募らせ睨むように厳しい視
線を向けていた．家族に席を外してもらい一対一で話を聴いた．
筆者からは，「拒むこともできたはずなのによく来てくれたね」
と伝え，覚せい剤が止まっていなくても通報しないことを保障
した．そして，「あなたは何に困っていてどうしたいのか」を
尋ねた．彼は，少し間をおいて，「覚せい剤をやめたいけれど
やめられない」と話してくれた．だから受診を受け入れてくれ
たのだと知った．無理やり連れてこられた彼であったが，「覚
せい剤をやめられるのであれば治療を受けたい」と語った．家
族が信じられず勘ぐってしまうのは覚せい剤の影響が大きいと
思われること，それに対して効く薬があることを説明して，や
めるためには治療を続けてほしいことを伝えた．

　入院させたかった家族は不満を述べたが，筆者は彼が通院し
てくれると感じて彼の意向を尊重した．それから彼はひとりで
通院を続けてくれた．それでも，一日もやめられないと自嘲し
ながらも通ってきた．そのうち，被害妄想が活発となり，彼は
自ら入院を受け入れた．入院により解毒はできたが，退院する
とすぐに覚せい剤使用が始まった．「かわらないです．止まり
ません」と言葉少なに話した．筆者は覚せい剤使用を一切責め

ることはしなかった．やめようとしてもやめられないのは依存症の症状であるから当然のことである．一日もやめられなくても通院を続ける彼は，やはりやめたいのだと思った．ときに苛々して易怒的なこともあった．しかし，彼の回復する力を信じて丸ごと受け入れようと試みた．

「薬物がとまらないことが申し訳ない」というニュアンスが伝わってきたが，その思いを受けとめ，付き合い続けた．「やめられなくてもまた来てくださいね」と伝え続けた．退院して一年がたっても連日の使用は続いていた．妄想的になると薬物調整をしながら，彼の日々の生活の問題や悩みを共有した．そのころには，正直な思いを自然に話してくれるようになっていた．彼との間に気持ちが通じているという思いを感じていた．彼は死にたいくらい孤独であったと語った．

筆者のなかにも，「このままでいいのであろうか」という迷いがあった．逮捕されるのを待つか，入院を無理にでも進めるか．入院の提案にも，「入院してもやめられないと思います」と述べていた彼であったが，ある日の外来で，「やめています」と表情も変えずに述べた．筆者は耳を疑った．「何をやめたの？」と問う筆者に，少しはにかんで「シャブです」と彼は答えた．「えっ．覚せい剤止まったの？」と驚く筆者をみて，彼も表情を緩めた．「すごいね．すごいね．どうやってやめたの？」と問う筆者に対して，彼は「もういいかなと思って」とだけ答えた．そして，「自分でも何でやめられたのかわからないです」というばかりであった．

人は変われる．ただ，外来で一対一の最小限の関係であっても，気持ちが通じたとき，少しずつ変わり始めるのではないかと思っている．そして，ある一線に達した時，患者の行動が変わるのであろう．特別なことは何もしていない．彼の味方であり続けただけである．信頼関係を育んできただけである．それ

だけで「奇跡」のような変化が起こるのだと思う．患者にはその力があるはずである．それを信じて関わり続けるならば患者はいつか変わるのである．

　このような経験をいくつもしてきた．そのことをとても幸せに感じる．筆者は，外来を，「信頼関係を築く場」として大切にしてきただけである．それだけでも，小さな奇跡は日常的に起こるのである．そして，日々筆者自身が多くの患者から癒されている．人は人によって癒される．癒し合えると確信している．たとえどんな厄介な患者であっても．

　厄介で関わりたくない患者は，人間不信が強く，人に助けを求めないか，人に助けを求める方法を知らない．一方で，治療者・支援者は，厄介で関わりたくない患者の人間不信に基づくさまざまな問題行動や抵抗・攻撃性に対して，陰性感情・忌避感情・スティグマを持ち敬遠する．協力的でないから，敵対的だからと突き放す．両者の心の距離は縮まるどころか逆に離れてしまう．精神科治療において，心の距離が縮まらないこと，信頼関係が築いていけないことによって，治療は滞ってしまう．そればかりか，お互いが治療によって傷ついていく．

　これを患者の問題として批判しても何も変わらない．患者の人間不信は最大の精神科的問題である．これを取り上げなければ治療にならない．治療者・支援者は，人間不信によって表面化している症状や問題行動が，厄介で関わりたくない患者にしていることを理解し，その根底にある人間不信に対してアプローチする必要がある．表面的な症状を薬物療法で抑え込むことは，絆創膏で傷を隠すようなものである．

　筆者は本書によって，精神科医療の基本である患者との信頼関係の構築に忠心することの重要性を強調してきた．患者の持つ疾患や状態，症状にかかわらず，信頼関係を築き人間不信を

払拭することは精神科医療の最重要課題である.

　筆者はこれまで，厄介で関わりたくない患者と数多く関わってきた．当初は患者に翻弄され，対決し，責めたり，諦めたり，患者を傷つけたり，傷ついたりしてきた．しかし，あるとき覚悟を決めて患者と向き合おうとした時から治療関係は変わり始めた．患者がどんな思いでいるのかを素朴に考えたとき，違う場面が見えてきた．厄介で関わりたくない患者は，苦しんでいる患者であった．素直に助けてと言えない患者であった．なぜなら，とんでもない人間不信に塗れていたからである．そして筆者自身が患者と心の壁を作っていたことに気づいた.

　厄介で関わりたくないと感じる患者には，治療・支援が届かない．治療者は患者の表面的な問題をみて，関わることを躊躇する．拒まれた患者はさらに問題を起こす．この悪循環を断ち切るのは，治療者自身である．厄介で関わりたくない患者にこそ，治療・支援は必要である．治療者が心を開いて患者に肯定的に関わり，信頼関係を築けたなら，患者は劇的に変わる．そして，治療者も心満たされるのである.

　治療が滞る厄介で関わりたくない患者の治療のカギは，治療者の意識の側にある．この意識を変えられるなら，これまでとは異なった世界が開けるはずである．そのとき，治療者は精神科医療の醍醐味を実感できるに違いない．多くの方々とこの思いを共有できることを願っている.

　これまで述べてきたことを一言で言うと，厄介で関わりたくない患者の治療的対応のコツは，治療者が「厄介で関わりたくない患者だと思わないこと」である．患者は敏感である．治療者が自分に陰性感情を持っていること，歓迎されていないことに不安を感じている．そんな状況で，治療者が「厄介だな」「関わりたくないな」と思えば，患者は「やっぱりそうか」と落胆

するか，怒りをぶつけるか，黙って去っていくであろう．そして，さらに厄介で関わりたくない患者になっていく．

　厄介で関わりたくない患者には支援が届かない．患者は支援から遠ざかり孤立を深めていく．彼らは自ら支援を求めることができない．求め方も知らない．そんな彼らが治療を求めてくるということは，それだけ切迫しているのである．せっかく支援を求めてきた患者を忌み嫌うことは，さらに患者を追い詰めることになる．支援を求めてうまくいかなかったり傷ついたりした場合，二度と助けを求められないかもしれない．そう考えると，治療者が彼らに当たり前の治療を当たり前に提供することの意義は大きい．

　治療者が無理をして対応することを期待しているのではない．日常の診療に新たな視点を加えて対応方法を見直すだけで，有効な治療になることを理解してもらいたいのである．さらに日々の診療は楽しいものとなる．このことを一人でも多くの治療者に実感してもらいたい．

　人を変えるのは人である．人を幸せにできるのは心の通った人とのつながりである．しかし，厄介で関わりたくない患者は，人間不信が深刻で援助を求めることができない．そのような患者は治療者にとっても関わりにくく，陰性感情・忌避感情を強めてしまう．問題行動やトラブルを起こすたびに，関わりたくないという思いを強め，それは患者にも伝わる．信頼関係を築くことは難しくなり，症状や問題行動は一向に改善しない．お互い傷つき誰も救われない．このような状況を筆者は幾度も経験してきた．

　しかし，患者を丸ごと信じることから始めると，不思議と関係は行き詰ることなく失敗はあっても治療は続いていく．そしてある時から患者は変わり始める．これは「奇跡」をみている

ようであり，「魔法」をかけられているようにさえ思える出来事であった．しかし，考えてみれば当然のことである．人は人とつながって生きていけるのである．それがないと病んでいくのである．

　そのとき，治療者がボロボロになって生気を失ってしまっているのではないか，と思われるかもしれない．しかしそんなことはない．治療者が患者を意に反して無理に変えよう，正そうとするから疲弊するのである．信頼関係でつながっていれば，どんな患者とであっても治療者は満たされるはずである．治療者が人から癒され続け，力まずに悲観的にならずに患者と関わり続けるなら，誰であっても治療的対応をすることができる．あとは患者がそれに応じて動き出せる時を焦らずに待ち続ければいい．

　私は今，診療が楽しくて仕方がない．それは人間不信に苦しんでいた患者との関わりから，筆者自身が「癒し」を提供されているからである．信頼関係は双方向性のものである．患者が治療者との関わりで癒されるならば，治療者も患者から癒されているのである．厄介で関わりたくないと敬遠していた患者ほど，心が通じたときの喜びは大きい．筆者がアジアを旅していた際に感じた人とつながることの幸せを，日々臨床現場で実感している．人と人とがつながることの感動を得られる幸運に感謝している．

　人が人と信頼関係でつながっている社会は，幸せにあふれた社会である．物があふれ便利で快適な生活であっても，人が孤独になっていく，人とのつながりが希薄になっていく，人との間に気持ちが通っていない社会は滅びていくように思えて仕方がない．人は人とつながっていて初めて人になるのだから．

　本書では治療者が関わりたくない患者への対応について述べ

180

てきた．しかし，これは取りも直さず，人と人との望ましい関係を示したものでもある．そして，人が心を満たされ幸せであるために必要なものについて示唆している．人と人が信頼関係でつながり，心満たされる社会になることを心から願っている．

著者略歴

成瀬 暢也（なるせ のぶや）

昭和 61 年 3 月　順天堂大学医学部卒業
　　　　　 4 月　同大精神神経科入局
平成 2 年 4 月　埼玉県立精神保健総合センター開設と同時に勤務
平成 7 年 4 月　同センター依存症病棟に配属
平成 20 年 10 月より　埼玉県立精神医療センター副病院長
　　　　　　　　　　（兼 埼玉県立精神保健福祉センター副セン
　　　　　　　　　　ター長）

●主な著書
「アルコール依存症治療革命」中外医学社
「ハームリダクションアプローチ やめさせようとしない依存症治療の
　　実践」中外医学社
「薬物依存症の回復支援ハンドブック」金剛出版
「誰にでもできる薬物依存症の診かた」中外医学社
「依存と嗜癖」医学書院（分担）
「アディクション・サイエンス 依存・嗜癖の科学」朝倉書店（分担）
「危険ドラッグ対応ハンドブック」日本精神科救急学会（編集・分担）

●専門分野
薬物依存症・アルコール依存症，中毒性精神病の臨床

日本精神神経学会専門医・指導医
精神保健指定医
日本アルコール関連問題学会理事（第 36 回大会長）
日本アルコール・アディクション医学会監事
日本精神科救急学会代議員
関東甲信越アルコール関連問題学会理事（第 1 回大会長）
埼玉ダルク理事
国立精神・神経医療研究センター精神保健研究所客員研究員

厄介で関わりたくない精神科患者と
どうかかわるか　　　　　　　　　　　　Ⓒ

発　行　2021 年 4 月15 日　1 版 1 刷
　　　　　2022 年10 月20 日　1 版 2 刷

著　者　成　瀬　暢　也

発行者　株式会社　中外医学社
　　　　代表取締役　青　木　　　滋
　　　　〒 162-0805　東京都新宿区矢来町 62
　　　　電　　話　(03) 3268-2701 (代)
　　　　振替口座　00190-1-98814 番

印刷・製本 / 三和印刷(株)　　　　＜ KS・SH ＞
ISBN978-4-498-22930-3　　　Printed in Japan